Atrévete a comerte la vida

MIRIAM SALINAS GASCÓN

Atrévete a comerte la vida

Consejos prácticos para sanar
tu relación con la comida

Grijalbo

Papel certificado por el Forest Stewardship Council®

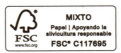

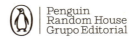

Primera edición: enero de 2025

© 2025, Miriam Salinas Gascón
© 2025, Penguin Random House Grupo Editorial, S. A. U.
Travessera de Gràcia, 47-49. 08021 Barcelona

Penguin Random House Grupo Editorial apoya la protección de la propiedad intelectual. La propiedad intelectual estimula la creatividad, defiende la diversidad en el ámbito de las ideas y el conocimiento, promueve la libre expresión y favorece una cultura viva. Gracias por comprar una edición autorizada de este libro y por respetar las leyes de propiedad intelectual al no reproducir ni distribuir ninguna parte de esta obra por ningún medio sin permiso. Al hacerlo está respaldando a los autores y permitiendo que PRHGE continúe publicando libros para todos los lectores. De conformidad con lo dispuesto en el artículo 67.3 del Real Decreto Ley 24/2021, de 2 de noviembre, PRHGE se reserva expresamente los derechos de reproducción y de uso de esta obra y de todos sus elementos mediante medios de lectura mecánica y otros medios adecuados a tal fin. Diríjase a CEDRO (Centro Español de Derechos Reprográficos, http://www.cedro.org) si necesita reproducir algún fragmento de esta obra.

Printed in Spain – Impreso en España

ISBN: 978-84-253-6619-2
Depósito legal: B-19.294-2024

Compuesto en Promograff - Promo 2016 Distribucions, S. L.

Impreso en Black Print CPI Ibérica, S. L.
Sant Andreu de la Barca (Barcelona)

GR 6 6 1 9 2

Si un día nuestros caminos se cruzan y este libro dejó una huella en ti, solo te pido que me mires a los ojos, me regales un fuerte abrazo y continuemos juntas este viaje. Sé que a veces puede parecer salido de un relato de Kafka, pero, a pesar de las tormentas, es un viaje que merece ser vivido en toda su intensidad.

Mientras me lees, es posible que tu cuerpo se sienta dañado y tu corazón dolido, pero te aseguro que pasará, que son olas, y ahora quizá estés en lo alto de una de ellas. Mantén el subidón, porque todo desciende y solo desde ahí verás con claridad, vislumbrarás el motivo de la ola y hacia qué lugar tan vibrante y brillante te ha llevado.

Estoy aquí contigo. Si quieres, búscame en Instagram o relee el libro cuantas veces necesites. Deseo que sepas que, aunque no me veas, te abrazo fuerte.

Que tu brújula diaria sea el AMOR. No dudes en amar, es la única opción. Y que tu guía sea seguir JUGANDO como una niña, seguir aprendiendo con la curiosidad de un niño de tres años, como si todo lo vieras por primera vez. Solo así lograrás vivir la vida que mereces.

Juega, juega, juega
Mimi la niña interior
«La pela» la adolescente que sufrió bullying
«Bonita» la pareja
Miriam la mujer
«La pichufluchi» la madre
Miriam Salinas Gascón
Todas ellas están aquí para ti.

ADVERTENCIA: Los consejos de salud incluidos en el presente libro están orientados a prevenir la aparición de trastornos alimentarios, así como a inspirar y motivar a las personas que los padecen. En ningún caso pretenden ni deben sustituir el tratamiento prescrito por un médico o especialista.

Índice

La noche oscura del alma (a modo de introducción)... 11

1. Si sufres *bullying* en el colegio tal vez sufras *bullying* en casa 17
2. Un juguete roto 24
3. Salir del bucle del miedo 33
4. Renacer.................................... 41
5. La dismorfia corporal...................... 49
6. Cambiar por inspiración o por desesperación 58
7. Cerebro y emociones 63
8. Alimentación nutriemocional 75
9. Cómo cambiar las respuestas emocionales 81
10. Transforma la ansiedad en libertad 89
11. Cien claves para reducir la ansiedad por la comida 97
12. Los pensamientos negativos.................. 123
13. Estrategias frente a los pensamientos negativos ... 135
14. Qué está necesitando tu vida aquí y ahora 149

15. Gordofobia y cultura de la dieta 184
16. Los atracones 199
17. Regresa a tu casa, regresa a tu cuerpo 222

Cuando tu talón de Aquiles se convierte en tu fortaleza
   (a modo de conclusión)...................... 235

La autora 243

La noche oscura del alma
(a modo de introducción)

Solo recuerdo su rostro sudado a mi lado y yo con una sensación de pánico en el cuerpo, queriendo escapar de esa casa, pero con miedo a que, si salía corriendo, él iría detrás de mí para atacarme.

Esa noche fue la noche más larga y oscura de mi vida, oscura como su piso y como el tsunami emocional que viví allí. Era como una película de terror en la que creí que iba a morir, que me querían matar.

Había conocido a Rub unas semanas antes, un día de invierno de 2005. Era un chico vital, alegre, inteligente y con ganas de comerse el mundo; profesor en un máster en Dirección de obras en el colegio de arquitectos al que yo asistía como alumna. Por aquel entonces yo tenía veintiséis años y después de estudiar Arquitectura me había introducido en un sector inmobiliario que todavía vivía su famoso *boom* en España. Me sentía un poco perdida en un mundo laboral muy competitivo donde se pagaban grandes sueldos y todo el mundo parecía estar surfeando una gran ola.

Yo era todavía una chica risueña y bastante inocente, por lo que al conocer a Rub me quedé impactada, lo vi y me atrajo muchísimo, de esas cosas que uno no entiende, pero pasan.

Me encandilaron su luz, su entusiasmo y su inteligencia. Enseguida nos pillamos y empezamos a salir por Barcelona a diario: el Gótico, el Born, Gràcia... Recorrimos de la mano cada rincón de la ciudad. Salíamos a cenar, a pasear y al cine como si no hubiera un mañana.

Una noche me invitó a su casa. Llevábamos días fumando marihuana, algo que yo jamás había hecho, y me sentía débil. A eso hay que añadir que desde los dieciocho sufría un trastorno de la conducta alimentaria y estaba siendo medicada.

Las dos cosas, sumadas, hicieron que aquella noche me sintiera débil y no prestara atención a algunas señales extrañas que Rub emitía y que yo no supe o no fui capaz de detectar a tiempo. O quizá sí las vi, pero las ignoré por mi necesidad de sentirme valorada por Rub.

El caso es que me dejé llevar y entramos en su casa. Estaba oscura y se respiraba un ambiente tenebroso. La primera señal de alarma fueron unos cuadros de mujeres decapitadas colgados en la pared de su dormitorio. Aquellas imágenes me pusieron en tensión y empecé a dudar de él y de sus intenciones, pero me sentía muy débil y no pude reaccionar.

Rub cerró la puerta del dormitorio, se acercó a un escritorio y encendió el ordenador. La imagen del salvapantallas mostraba un mar sereno y un sol resplandeciente. Sin embargo, cuando lo desbloqueó empezaron a desfilar imágenes, una tras otra, de mujeres decapitadas y ensangrentadas. Sentí que mi cabeza iba a explotar y entré en pánico.

Rub se lanzó sobre mí y me desnudó. Lo que más recuerdo, al revivirlo, es la sensación de su cuerpo sudadísimo encima de mí y una extraña mezcolanza de placer extremo y pánico. Estuvimos dieciséis horas follando en aquella habitación. Fue la noche más larga e intensa que he vivido y, al mismo tiempo, la peor pesadilla de mi vida. Ahora, mientras escribo, vuelvo a conectar con ese momento como si hubiera sucedido ayer: lloro, lo revivo, reactivo el horror.

Fue la noche oscura del alma, el punto final de una escalada de desenfreno que llevaba tejiéndose desde la niñez. La negligencia en casa, el *bullying* en el colegio y el abandono del equipo de natación en plena adolescencia, todo se había ido acumulando y se manifestaba en mi trabajo y en mis relaciones sentimentales. Aquella noche fue el punto de inflexión, el momento en que toqué fondo.

Fue como una película de terror en la que creí que iba a morir, que me querían matar. De hecho, cuando finalmente logré reunir fuerzas suficientes para escapar de su apartamento, me refugié en la casa de mis padres, convencida de que vendría a buscarme y me mataría.

Ahora sé, veinte años después y gracias a mi formación como terapeuta, que sufrí un brote psicótico con todas sus letras. También sé ahora que aquella experiencia terrible fue una especie de muerte a la que siguió el inicio de una resurrección. **Fue el momento de mi vida en que empecé a soltar un legado de mierda para recoger vida y luz. Para RENACER.**

A pesar de lo vivido, honro y agradezco a la vida que me haya ofrecido una segunda oportunidad y que ahora pueda disfrutar de la existencia que merezco. Honro la posibilidad de elegir cómo quiero vivir y cómo quiero habitarme.

En el próximo capítulo te contaré cómo llegué hasta aquella noche oscura del alma, hasta aquel punto de inflexión de mi vida. De momento te adelanto que esta historia la narro con el objetivo de dar luz a la cara B que todos tenemos. Si alguna de vosotras, al leerla, se siente identificada será una forma de entender y dignificar vuestro pasado y presente. Y sí, señoras, si alguna vez fuimos inocentes fue en la infancia. Es una historia que habla de cómo la negligencia recibida a veces nos lleva al automaltrato, es decir, a exigirnos de una manera desproporcionada para encajar en el mundo y ser alguien a ojos de los demás.

Es una historia que habla, sobre todo, de cómo esa exigencia externa, junto con un temperamento propio, puede convertirnos en yonquis de la mirada externa y desembocar en un trastorno alimentario que te destroza la vida.

También es la historia de cómo, por fortuna, salí de todo eso y de cómo actualmente ayudo a otras mujeres a respetar su cuerpo, a quererse y a alimentarse mejor. Las ayudo a no caer en su noche oscura del alma o —si desgraciadamente ya lo han hecho— a salir de esas tinieblas y brillar por lo que son, no por lo que otros ven en ellas.

Eso es lo que me gustaría lograr con este libro: ayudarte a mejorar la relación con la comida, con tu cuerpo y contigo misma. Para ello, vamos a ver cómo funcionan el cerebro y las emociones, en qué consiste la alimentación nutriemocional, cómo gestionar los pensamientos negativos en relación con tu cuerpo y tu alimentación, cómo evitar los atracones, cómo reducir la ansiedad por la comida y muchas cosas más.

Este libro no es solo mi historia, es el resultado de veinte años de formación constante. Al principio buscaba recuperarme a mí misma y me sumergí en el mundo de la terapia especializada en la ansiedad por la comida y los desórdenes alimentarios. Pero con el tiempo fui condensando todo ese conocimiento, todas esas formaciones, en un conglomerado de herramientas y estrategias que ahora quiero compartir contigo.

Mi objetivo es que descubras que tu conducta a la hora de comer puede ser un camino para tu autodescubrimiento y tu crecimiento personal. Que te puede ayudar a identificar y comprender tus necesidades y, de este modo, a tener una buena relación con la comida. Y a aceptar/amar tu cuerpo con respeto, lo cual significa habitar tu cuerpo de una forma respetuosa, aunque no te guste todo de él.

Así que vamos a entrar en materia. Espero de todo corazón que mi experiencia y mis aprendizajes te sean útiles.

1

Si sufres *bullying* en el colegio tal vez sufras *bullying* en casa

Después de aquella noche infernal me recluí en casa de mis padres durante varios meses. Me sentía muy débil, como un bebé que necesitaba ser cuidado, nutrido, atendido, protegido. Tenía veintimuchos, pero en aquel momento era una niña-mujer muy afectada psicoemocionalmente por lo sucedido.

Tenía un miedo atroz. Veía las noticias en la tele y pensaba que cualquier día saldría Rub como autor de asesinatos múltiples. En algunos momentos, cuando escuchaba algún ruido en casa o en el exterior, creía que era él que venía a buscarme para acabar lo que había dejado a medias en su piso de Barcelona.

El peor momento era cuando caía la noche. Todo se paraba, y con el silencio mi mente se disparaba. Dormía en el sofá del comedor porque la ventana de mi habitación daba a la calle y no podía dejar de pensar que entraría por allí.

En algunos momentos temía estar volviéndome loca. Uno de aquellos días mi madre me acompañó a un psiquiatra; sin saber nada de mí, en apenas cinco minutos hizo un diagnóstico y se lo comunicó a mi madre: «Su hija es bipolar». Ni siquiera comprobó mis antecedentes. Fue kafkiano.

Lo que más me ayudó fue centrarme en las cosas básicas para la supervivencia: comer, beber y dormir como un bebé.

Así fui recuperando poco a poco mi cuerpo, mi mente y mi alma. También fue de gran ayuda la lectura de libros de crecimiento personal, que durante aquellas semanas devoré buscando respuestas. Los subrayaba y los destilaba para hallar un hilo de inspiración y salir del hoyo. Esos textos, de autores como Louise L. Hay, Raimon Samsó, Wayne W. Dyer, Eckhart Tolle, Laín García Calvo, Miguel Ruiz, Rhonda Byrne o Robin Sharma, entre otros, me arroparon y me permitieron encontrar el anclaje a la tierra.

Quería entender cómo había llegado a aquella situación de quiebre, encontrar una explicación. Poco a poco fui identificando los mimbres con los que había ido construyendo una existencia frágil, empezando por mis padres y mi infancia. En mi casa, mi padre trabajaba día y noche para sacar adelante su empresa, que era mucho más que una forma de sostener a la familia: era su sueño, su vida. Todos vivimos su ausencia. El recuerdo más vivo que conservo de él es el ruido que hacía al levantarse, cuando se marchaba a trabajar por la mañana, y el sonido del motor del camión cuando llegaba de madrugada.

Mi madre dejó de trabajar cuando dio a luz a su primera hija, mi hermana Sandra. Durante el embarazo empezó a sufrir un grave problema en la vista que casi la deja ciega y cayó en un estado depresivo. Luego nací yo, pero su estado no mejoró mucho. No recuerdo casi nada de aquella época, excepto que mi madre cocinaba y me dejaba el plato en la cocina mientras ella seguía viendo la tele en el salón. Luego, ya en la EGB, todas las tardes, después del colegio, me dejaba en casa de unos vecinos. Allí, el padre de mi amiga Julia gritaba y maltrataba físicamente a su mujer. Años después, mi padre se enteró y tanto él como mi madre cortaron la relación con ellos y no volvieron a dejarme allí.

La soledad fue durante mi infancia mi gran compañera. Si a eso le añadimos una falta de límites y de cercanía emocional, no es de extrañar que al poco tiempo la comida se convirtiera en mi mejor amiga. Me aportaba compañía, me daba placer inmediato y calmaba la sensación de falta de pertenencia y vacío emocional. Lo mismo le sucedía a mi hermana. **Obteníamos de la comida el confort que tanto necesitábamos y que no encontrábamos en los padres.**

Mi madre, que se pasaba el día en casa viendo telenovelas con apatía, se obsesionó entonces con el peso de mi hermana.

Tras una operación de pecho por elefantiasis, empezó a bombardearla para que no engordara. Yo lo viví como un auténtico infierno: asistí incrédula a escenas domésticas terribles, como mi hermana escondiéndose en el baño para comerse un bote de leche condensada o bañándose en el mar vestida de los pies a la cabeza para ocultar su cuerpo y evitar el juicio.

Al poco tiempo, la persecución de mi madre también se dirigió hacia mí. Mi cuerpo empezaba a madurar, y **la presión para que no me descontrolara y me pusiera como una vaca fue en aumento.** Me decía que comía comida basura y me escondía la Nutella, la bollería, el ColaCao, etc., alegando que, si me zampaba eso, luego me sentiría mal.

Y empezó a darme miedo comer. No me fiaba de mis impulsos y pensaba que el chocolate era casi un delito, así que lo escondía para no comérmelo. En cuanto pude, comencé a cocinar platos y ensaladas de todo tipo para no engordar. Me convertí en una niña-mujer de quince años que entrenaba cinco horas al día de natación, más una de gimnasio, y comía solo una ensalada al día. En aquella época, el deporte de alto nivel era mi vida. Me marcó muchísimo, tanto a nivel físico como mental.

Ahora quiero hablarte de algo que nos afecta a todos desde chiquitos, en nuestra relación con la comida y el cuerpo, y es digno de nombrar y de que lo tengas en cuenta. ¿Te acuerdas de cuando éramos peques y nuestros padres nos decían cosas como «Si comes muchos dulces, te dolerá la barriga»? O peor aún: «Si comes tantas chuches, te pondrás como una vaca». O incluso cuando tu madre decía: «Hoy no ceno porque con el pastel de cumple he pecado y tengo que compensar la porquería que me he metido». Pues esas frases, aunque parezca mentira, nos marcaron muchísimo. Nos hicieron creer que nuestra relación con la comida era una batalla constante, que si comíamos algo que nos gustaba éramos malas personas y que nuestro cuerpo era nuestro enemigo, un ente externo ante el que no podíamos relajarnos ni confiar en sus señales de hambre y saciedad. ¡Y eso es una auténtica locura!

Imagínate cómo se puede sentir una niña al escuchar esas cosas... Pues ya te lo digo yo: muy insegura, confundida y con un montón de miedos.

- Miedo a engordar.
- Miedo a no ser aceptada.
- Miedo a que su cuerpo enferme.

Y todos esos miedos se quedan con nosotras de adultas, y ahí es cuando se nos complica muchísimo la vida.

¿Por qué no enseñamos a nuestras hijas a disfrutar de la comida de forma saludable y sin miedos? ¿Por qué no les damos consejos para que puedan tomar decisiones conscientes sobre lo que comen?

Yo creo que es fundamental que los padres seamos más conscientes del impacto que tienen nuestras palabras en nuestras hijas y que evitemos transmitirles esos miedos irracionales.

Es importante enseñar a los niños a saber manejarse frente a los dulces o cualquier otro alimento, por supuesto, pero no desde el miedo ni la restricción. Si lo hacemos desde ahí, no les enseñamos habilidades ni conseguimos que coman menos de esos alimentos.

El miedo no debería ser una herramienta de educación nutricional.

En lugar de apelar al miedo, permite al niño que en sus ingestas se exponga a alimentos de todo tipo y dale la oportunidad de conectar con su habilidad innata de autorregulación. De ese modo, ganará confianza en sí mismo en vez de desconfiar de sus señales de hambre/saciedad.

Cuando les decimos a los peques que un alimento es «malo» o que les va a sentar fatal, estamos creando un lío en su cabecita. Es como si les estuviéramos diciendo: «Si comes esto, eres malo». Y, claro, ¿qué siente un niño cuando cree que es malo? Pues ganas de esconderse debajo de la cama y comer a escondidas, ¡claro! Estamos generándoles una relación tóxica con la comida que los va a acompañar toda la vida.

Al prohibir ciertos alimentos:

1. Estamos sembrando la semilla de la escasez.
2. Los niños sienten que se están perdiendo algo y eso les genera frustración y ansiedad. Y lo peor de todo es que aprenden a comer por impulsos, sin prestar atención a sus señales de hambre y saciedad.
3. Piensan que ese alimento no estará siempre disponible y, por tanto, aprovechan para comer grandes cantidades.

4. Sienten culpa, vergüenza y miedo, y en consecuencia piensan: «Me estoy portando mal. He fallado».
5. Empiezan a desconfiar de su capacidad para gestionar su apetito.

Estos pensamientos negativos y moralistas sobre la comida (a los que contribuye la muy extendida cultura de la dieta, de la que hablaremos más adelante) impiden al niño conectar con sus señales corporales de hambre/saciedad y alcanzar la autorregulación. Lo único que conseguimos es que inicie una relación disfuncional con la comida y con su cuerpo. Su cerebro se pone alerta frente a la comida y tiende a desconectarse de las señales de saciedad, hambre y placer, lo cual puede manifestarse de dos maneras:

- Incapacidad para dejar de comer a pesar de sentirse satisfecho.
- Restricción excesiva de alimentos debido al temor a las consecuencias negativas para el cuerpo, como ganar peso.

Si transmitimos mensajes que sugieren que los niños no deben confiar en sus señales de hambre/saciedad, los desconectamos de su cuerpo y hacemos que desconfíen de sí mismos y que se acojan a las opiniones de los nutricionistas o de otras personas.

Nuestro objetivo es criar hijos que se sientan amados y respetados por quienes son, pero también seguros. Para lograrlo, debemos establecer límites claros que los protejan al tiempo que les permitimos explorar y descubrir quiénes son. Respetar sus gustos y tiempos a la hora de comer es fundamental para que desarrollen una relación sana con la comida, el cuerpo y la vida.

El delicado equilibrio entre guiar y dejar ser es la clave para fomentar una alimentación nutritiva y consciente a largo plazo. En consulta, trabajamos con nuestras acompañadas para que aprendan a cuidar de sí mismas con cariño y firmeza. Queremos que sean capaces de establecer límites saludables y, al mismo tiempo, de disfrutar de la comida de manera libre y placentera. Este juego entre el límite y el dejar ser es, en esencia, el arte de autocuidarse.

2
Un juguete roto

A los nueve años, el cloro y la competición se convirtieron en mi segunda piel. Durante una década, los campeonatos de España y Europa fueron mi escenario, en especial los 200 metros mariposa, donde acumulaba medallas año tras año. Seis horas diarias de entrenamiento forjaron una disciplina férrea, un sacrificio que, desde fuera, parecía la receta perfecta para una vida ejemplar: estudiante brillante, nadadora estrella y una relación aparentemente sólida con un compañero del club. Pero tras esa fachada de éxito, las carencias emocionales y la transformación repentina de mi cuerpo adolescente me arrastraron sin piedad al abismo de la bulimia.

¿Cómo sucedió? Por un lado, a los dieciocho mi cuerpo experimentó una transformación radical. Pasé de ser una chica de metro y medio sin apenas desarrollo físico a convertirme en una mujer de más de metro setenta con una figura curvilínea. Este cambio tuvo un impacto abrumador en mi vida. Generó un sentimiento de rechazo hacia mi nueva silueta y hacia la atención no deseada de los hombres, que años atrás se burlaban de mi apariencia infantil.

Por otro lado, aunque muy relacionado, estaba el tema emocional. Al tener un hogar con carencias emocionales, durante mi infancia y parte de mi adolescencia me había refugiado en la piscina, en mis amigos nadadores y en los logros que conseguía sin buscarlos. Entre el olor a cloro había encontrado el afecto que todos los seres humanos necesitamos para sobrevivir, el reconocimiento y la mirada que tanto buscaba.

Sin embargo, al verme apartada del grupo empecé a sentir desconcierto, autorrechazo y una sensación de vacío tremenda. Un vacío horroroso, un vacío con el que no sabes dónde meterte y en ningún lugar te encuentras bien.

Pero ese mismo vacío, una vez que lo atraviesas y lo trasciendes, se transforma en un terreno fértil, porque **desde LA NADA puedes reconstruir una nueva vida, la vida que siempre mereciste.** Si te encuentras en este punto, ten paciencia, busca ayuda, avanza paso a paso, pero no te rindas. Hay salida, y con apoyo te ahorrarás mucho dolor, sufrimiento y tiempo.

Todo ello me llevó a obsesionarme cada vez más con mi cuerpo y con la alimentación, ya que también tenía el antecedente de los mensajes que recibía de mi madre y de su vigilancia para que no engordara.

Mi reflejo me devolvía una imagen distorsionada: un cuerpo ancho, feo, desproporcionado. Rechazaba mis pechos, mis caderas, que habían florecido en la transición de niña a mujer. Adelgazar se convirtió en mi obsesión, quería desaparecer. El espejo me mostraba un monstruo al que deseaba mutilar: arrancar trozos de mis piernas y abdomen, por muy brutal que suene. Ansiaba desaparecer. Cuanto más delgada, más pequeña, más invisible, mejor.

Entré en una espiral de entrenamiento y restricción alimentaria. De puertas afuera seguía siendo una buena niña, casi perfecta. Sin embargo, cuando nadie me veía me daba atracones de dulces, pasteles y todo lo que estuviera a mi alcance.

Pasé así seis meses, hasta que en un campeonato de Europa en Leeds me encontré frente a una máquina expendedora rota. No dudé en coger toda clase de golosinas, pasteles y chocolates. Fui al baño y delante de la misma taza de váter me lo comí todo para luego vomitarlo.

Ese fue mi punto de rotura. Sentada en el suelo, engullendo delante de un inodoro de forma desesperada y compulsiva, sin poder resistirme ni frenarme, me di cuenta de que había llegado a un límite insostenible. Decidí pedir ayuda. Acudí a Natalia, la psicóloga del equipo, quien, al contarle mi caso, me derivó a una psicóloga.

Aquello fue el final de mi etapa competitiva. A pesar de que seguía obteniendo excelentes marcas, mi entrenador, que era como un segundo padre para mí, decidió apartarme de la competición debido al avanzado trastorno de la conducta alimentaria que sufría. Lo peor fue que no me dio ninguna explicación. Además, en el primer campeonato de España al que no asistí, el chico con el que salía se acostó con otra nadadora y nuestra relación se rompió.

Las noches se convirtieron en un desfile de pesadillas, cada amanecer era un deseo desesperado de escapar de ese tormento. El olor a cloro, antes mi refugio, se volvió repulsivo. Me había transformado en uno de esos atletas «quebrados», como Agassi o Deferr, condenados a cargar con su propio infierno.

Hoy seguimos sin comprender del todo que los deportistas de élite son seres humanos, no simples máquinas de rendimiento.

Detrás de ese esfuerzo titánico diario hay niños y niñas con emociones, necesidades y anhelos que a menudo son ignorados y sacrificados en el altar del éxito. Se les arrebata su individualidad, y en muchos casos se amplifican las carencias y heridas que ya traen desde su hogar, como la falta de atención y aceptación incondicional. De esta manera se convierten inevitablemente en esclavos de la aprobación externa.

La alimentación es nutriemocional

En aquella época era incapaz de relacionar mis emociones con mi comportamiento, solo quería comer. Más adelante compartiré contigo una explicación científica de lo que ocurre cuando te enfrentas a ese torbellino y por qué es tan difícil detener los atracones. Si te quedas hasta el final, te proporcionaré el comienzo de una nueva travesía que te reconciliará con la comida y con tu cuerpo para siempre.

La relación que establecemos con los alimentos es compleja y está influenciada por una amplia gama de factores, tanto biológicos como psicológicos y sociales. Lo primero que debes saber es que la alimentación no tiene solo una función biológica relacionada con la supervivencia, sino también un componente nutriemocional. Desde que nacemos, nuestra madre nos da el pecho o el biberón, y ese acto tan íntimo no solo nos alimenta, sino que también nos ofrece amor, pertenencia y seguridad.

Comida y emociones quedan relacionadas para siempre y para todos.

Los problemas aparecen cuando, ante una dificultad, comemos para calmar las emociones no expresadas o restringimos algunos alimentos con el fin de sentir cierto control sobre nuestra vida. No es difícil que, ante estas situaciones, entremos en un bucle infernal y empecemos a rechazar nuestra forma de comer y nuestro cuerpo, o que iniciemos una dieta y sintamos ansiedad, culpa y vergüenza por no mantenerla.

Gracias a mi trabajo personal y profesional, ahora sé que la OBSESIÓN CON MI CUERPO y mi ALIMENTACIÓN era UN SÍNDROME DE INSUFICIENCIA por vivir una vida sin sentido, vacía de mí, sin saber quién era yo y qué había venido a aportar en esta vida.

Era un envase vacío que tenía que ser cuidado, maquillado y camuflado para que nadie se diera cuenta de que, en realidad, tras esa carcasa, había una chica que se sentía un monstruo. Así me sentía y me veía: como alguien espantoso que debía esforzarse por ser otra persona porque ser yo misma, sin más, era horroroso e inaceptable.

Hacía mucho tiempo que había desconectado de mi ser esencial, de lo que anhelaba y deseaba en la vida, para dar prioridad a lo que mi entorno esperaba de mí. Para tratar de suplir el vacío interno vivía obsesionada con tener una apariencia perfecta y obtener logros, pero ninguna conquista conseguía llenar aquel espacio y satisfacerme. Era como una olla con un agujero enorme en el fondo: por más que la llenaba, enseguida se vaciaba.

Algo curioso que he descubierto con el tiempo, a raíz de conversar con alguna amiga exnadadora, es que en realidad nunca me gustó nadar. Lo hacía solo para satisfacer a mi entorno y para mantener el sentimiento de pertenencia a un grupo que me valoraba y me validaba.

Aguantaba la disciplina y las horas de entrenamiento porque era lo que me permitía seguir perteneciendo a aquello y disfrutando de los viajes, las risas y las amistades.

Además de competir durante una década, he tenido la oportunidad de atender a mujeres que han estado en centros de alto rendimiento y puedo asegurar que los clubes y los entrenadores no suelen considerar el bienestar y la salud de los pequeños deportistas, solo sus resultados. En ocasiones, son los mismos padres los que desean que sus hijos se conviertan en atletas de alto nivel y los empujan a competir para resarcirse de sus propias carencias o frustraciones. O bien son padres ausentes que hacen que los niños busquen el reconocimiento a través de los logros deportivos y la aceptación social.

Es fundamental escuchar a los niños en su etapa temprana. Deben explorar, experimentar y, sobre todo, disfrutar. El deporte, la música y los hábitos deben entrar en lo cotidiano como parte de la experimentación, del juego, y no como una imposición que anula a la persona y su esencia. Sobre todo, en edades tempranas, se debe permitir que el niño sea y crezca sin tanto juicio y presión.

Y me refiero a todo el entorno, no solo al familiar. Vivimos en una sociedad que suele asociar la identidad de una persona a sus logros, a su físico, a su estatus o su dinero. Todo eso hace que desde niños introyectamos esta idea:

«YO SOY, si YO GUSTO, si YO HAGO y si YO LOGRO».

En el caso de las mujeres, además, nos han inculcado que solo seremos vistas, reconocidas y amadas si respondemos a los cánones de belleza establecidos por la sociedad patriarcal. Eso hace que a menudo nos obsesionemos con la comida, en lugar de usar esa energía para coger las riendas de nuestra vida y desarrollarnos como el ser único que cada una de nosotras es.

Mi intención es que este libro te inspire y te ofrezca herramientas para encontrar cobijo dentro de ti, un lugar en el que puedas guarecerte y respetarte. Para que te observes y te des cuenta de desde dónde actúas.

Quiero invitarte a parar un momento y hacerte una serie de preguntas:

- ¿Para qué haces dieta? ¿Por qué quieres adelgazar? ¿Qué crees que conseguirás si adelgazas?
- Cuando empiezas una dieta, ¿tu intención real es cuidarte o sentirte aceptada, deseada y reconocida?
- ¿Hay una parte dentro de ti que te está diciendo que no eres suficiente, que debes esforzarte para ser amada, y por eso te castigas a pasar hambre y hacer ejercicio?

Por último, piensa bien esta última pregunta y ve desarrollándola a lo largo del libro; te resultará útil y reveladora para el resto de tu vida:

- ¿De qué forma puedes mejorar de forma tierna y cariñosa tu alimentación y el tipo de movimiento que eliges a diario?

Te animo a que, a partir de hoy mismo, dejes de autoengañarte y a que observes desde qué lugar comes, haces ejercicio o piensas en la comida. Responde con sinceridad a esto:

- Si la comida no tuviera calorías, ¿qué comerías? Y si el deporte no quemara calorías, ¿qué movimiento elegirías? En definitiva y en términos generales: ¿te cuidas o te castigas?

La cultura de la dieta nos vende la idea de que restringir la comida es sinónimo de salud. Pero hay un detalle que se nos olvida: la salud mental. Por mucho que sigas todas las reglas que ellos dictan como «saludables». Si te sientes constantemente culpable, ansiosa y obsesionada con la comida, tu salud mental se verá afectada.

Cuando la dieta perfecta y saludable se convierte en una obsesión deja de ser perfecta y saludable.

Esta situación acaba dejando a las mujeres sumidas en un torbellino de pensamientos obsesivos, sentimientos de culpa, restricciones alimentarias, sociales y sexuales, y sobre todo en una montaña rusa de emociones. Además, muchas de ellas también intentan compensar los excesos de kilocalorías con ejercicio excesivo o ayunos, imponiéndose cada día más exigencias de todo tipo y, lo peor de todo, acabando atrapadas por una alimentación y una vida carcelarias.

Entabla una conversación con esa parte tuya tan estricta y relájala poco a poco. Escúchala, pero dile: «Señorita cansina, sé que me has querido defender durante mucho tiempo, pero hoy me libero de tus garras para poder ser libre de miedos, para ser quien he venido a ser: YO, SIN MÁS».

Otra pregunta que te animo a hacerte es esta: «**¿Cómo he buscado a lo largo de mi vida el amor y el reconocimiento?**». Por ejemplo, siendo:

- Buena
- Perfeccionista
- Guapa
- Conflictiva
- Víctima
- Verdugo
- Quejica
- Criticona

EJERCICIO

Todos necesitamos ser amados para sobrevivir, así que piensa y anota en el espacio siguiente cuáles han sido o siguen siendo tus formas habituales de buscar afecto. Reconocerlo te ayudará a transformar tus pensamientos, sentimientos y acciones para avanzar hacia una búsqueda más saludable de reconocimiento y amor.

> **RECUERDA**
>
> Ya no eres esa niña que dependía de sus padres para obtener afecto. Ahora **eres una adulta que puede brindarse el amor y el reconocimiento que necesita.** ¡Ha llegado el momento de dar un giro a tu vida!

3

Salir del bucle del miedo

Después del desengaño de la natación, empecé a estudiar Arquitectura. De puertas afuera seguía siendo una jovencita trabajadora, aplicada, formal, casi perfecta, pero por dentro me consumía en un torbellino de angustia, inseguridad y ataques de pánico frecuentes.

Los ansiolíticos se convirtieron en mis compañeros habituales, pero incluso con ellos era incapaz de controlar mi ansiedad y la relación enfermiza con la comida y con mi cuerpo.

Tras acabar la carrera empecé a trabajar en el sector inmobiliario, que por aquel entonces vivía su famoso *boom*. Los sueldos eran muy pero que muy buenos, pero había mucha competitividad y estrés, lo cual tampoco me ayudaba a reducir la ansiedad y encontrar el equilibrio. Fue entonces cuando asistí a un máster, conocí a Rub, me dejó deslumbrada por su energía, fuerza, inteligencia y belleza y *a posteriori* viví la terrible experiencia que te he contado al inicio del libro. **Por si no ha quedado claro: Rub no era un psicópata, ni mucho menos, todo lo contrario; simplemente me acompañó en un momento vital en el que los excesos que yo había ido acumulando desde la infancia estallaron junto a él.**

En ese momento confluyeron todos los problemas a los que me he ido refiriendo en los capítulos anteriores: las ausencias en casa, la obsesión con el cuerpo, los desórdenes en la alimentación, etc. Tras aquella noche oscura, me recluí en casa de mis padres y experimenté un brote psicótico. No solo tenía pavor de que Rub viniera a matarme, sino que en algún momento sentí miedo incluso de que mis propios padres quisieran acabar conmigo.

Al cabo de unas semanas empecé a recuperarme y, a pesar de que aún estaba muy floja, una noche decidí salir con unos amigos del despacho en el que estaba trabajando como arquitecta. Durante la cena empecé a encontrarme fatal, me mareaba muchísimo, incluso sentí que perdía la conciencia. Un compañero que hacía meses que me iba detrás, y no conseguía de mí más que una amistad, me llevó a su casa y ahí SÍ, desde mi debilidad máxima, ABUSÓ DE MÍ durante toda la noche.

A la mañana siguiente, con el corazón en un puño, me obligué a actuar como si nada hubiera pasado. El miedo a que continuara abusando de mí me paralizaba. En un momento de distracción, logré escapar corriendo y volví a refugiarme en casa de mis padres, donde mi encierro se prolongó durante meses.

Pero la pesadilla no había terminado. Para colmo de males, ese compañero de trabajo, conocedor de mi historia con Rub y aprovechándose de mi fragilidad, se encargó de sembrar la duda en mi entorno. Les hizo creer que todo era producto de mi imaginación, que seguía traumatizada por lo sucedido con Rub y que por eso desvariaba.

Durante ese tiempo, e incluso después, me sentí muy vulnerable. Mis pensamientos eran muy negativos. Creía que todos estaban en mi contra, por lo que empecé a dudar de todo el mundo. Esto me generaba más y más ansiedad, lo cual a su vez me llevaba a darme atracones.

Entré en un bucle marcado por la superación de ataques de ansiedad y atracones diarios. Mi mentalidad tendía al pesimismo. El miedo a perder la cordura se apoderó de mí en muchos momentos.

Me preguntaba:

«¿Y si resulta que estoy volviéndome loca?».

Recuerdo hablarme frente al espejo, ritual que desencadenó un proceso de autorreflexión. Cuestionaba la veracidad de mis pensamientos y me preguntaba: «¿Y si lo que creo no es real? ¿Qué sucedería si perdiera la razón?». Empecé a hablarme frente al espejo y a plantearme estos interrogantes, como en una especie de ritual de autorreflexión que me servía para examinar críticamente mis pensamientos. Me preguntaba, por ejemplo:

**«¿Por qué estoy pensando esto?
¿Es verdad lo que pienso o solo
es una especulación?».**

Estos interrogantes hicieron que me alejara de mis pensamientos y que empezase a examinarlos con mirada crítica. Me preguntaba: «¿Por qué estoy pensando esto?». Nunca había cuestionado la validez de los razonamientos, su origen y veracidad, y lo cierto es que hacerlo me llevó por una nueva senda. Llegué a la conclusión de que muchas de mis creencias eran erróneas. La realidad, más allá de mis pensamientos, se alejaba de mis conjeturas. Mi pesimismo y mis temores nunca se materializaban, y seguía llevando una vida funcional en la que me vestía, me iba a trabajar, comía y me relacionaba con los demás.

**Cuando sientes que el mundo
se desmorona, es crucial que consideres
algo más realista.**

En mi caso, cuando sentía que me estaba volviendo loca, el cerebro, para protegerme, se enfocaba aún más en eso, ya que lo percibía como un peligro, y dejaba de prestar atención a todo lo demás.

Por tanto, **debemos centrarnos en la descripción de la realidad, en lo que acontece, para pasar de esos pensamientos negativos a otros más realistas.**

Así, poco a poco, empecé a darme cuenta de que el mundo también estaba lleno de vida. Empecé también a reemplazar mis pensamientos negativos por otros más ajustados a la realidad.

Ese es un primer paso para gestionar y superar la ansiedad: ver la parte positiva de la realidad. Aunque es innegable que se producen sucesos desfavorables, también hay otros positivos, y esta perspectiva nos acerca a la realidad. No se trata de adoptar un positivismo tóxico, sino de centrarse en los hechos reales o en la descripción más fidedigna de lo que te está sucediendo.

Salir del bucle del miedo

La mente es un órgano diseñado para la supervivencia. Nuestro cerebro aprende con la experiencia a reconocer situaciones y tomar decisiones rápidas. Esto es muy útil, pero a veces nos juega una mala pasada y nos hace ver peligros donde no los hay. Veamos algunos puntos clave para entender mejor esta idea.

Nuestra mente es una máquina de hacer conexiones rápidas, pero a veces se equivoca. **Estos atajos mentales que usamos para tomar decisiones se llaman «sesgos cognitivos». Uno de los más comunes es el sesgo de confirmación.** Por ejemplo, si crees que las dietas bajas en carbohidratos son las mejores porque una amiga te dijo que le funcionaron, tenderás a buscar información que confirme tu creencia, aunque haya evidencia en contra de ellas.

El miedo también es un gran jugador en este juego mental. Nos alerta de peligros, pero a veces nos hace ver amenazas donde no las hay y genera ansiedad. El miedo puede manifestarse de diversas formas cuando tenemos una mala relación con la comida. Aquí te presento algunos ejemplos concretos:

Miedo a engordar: Este es uno de los más comunes. La preocupación constante por el peso puede llevar a restringir drásticamente la alimentación, lo que a menudo termina en atracones y más ansiedad.

Miedo a los alimentos: Algunas personas desarrollan fobias específicas a ciertos alimentos, como la carne, los lácteos o incluso los carbohidratos. Este miedo puede llevar a una alimentación muy limitada y desequilibrada.

Miedo a comer en público: La ansiedad social puede intensificarse en situaciones que involucran la comida. El miedo a ser juzgados por lo que se come o cómo se come puede llevar a evitar reuniones sociales o a comer muy poco.

Miedo a perder el control: La sensación de no poder controlar los impulsos de comer puede generar mucho miedo y ansiedad. Esto puede llevar a comportamientos extremos como ayunar o purgarse.

Miedo a las consecuencias a largo plazo: El miedo a desarrollar enfermedades relacionadas con la alimentación, como la diabetes o la obesidad, puede generar una gran angustia y afectar la calidad de vida.

Y, por último, si nos enfocamos demasiado en lo negativo, podemos perder de vista lo bueno que tenemos y quedarnos atrapados en un ciclo de **pensamientos pesimistas**.

En mi caso, cuando sentía que me estaba volviendo loca, mi cerebro se enfocaba aún más en eso, ya que lo percibía como un peligro, y me sumía en un bucle de ansiedad.

¿Te sientes identificada con esto? Quizá no has vivido exactamente lo que yo viví, pero, si estás leyendo este libro, supongo que en algún momento de tu vida te ha acompañado el miedo a comer, a perder el control y/o a engordar. Y esto, en la mayoría de los casos que me encuentro en consulta, acaba en un cuadro de ansiedad por la comida.

Si sufres un cuadro de ansiedad, sea por el motivo que sea, sigue estos cuatro pasos:

1. **Descargar las emociones:** Para detener el bucle de pensamientos negativos es necesaria una descarga emocional. Puedes, por ejemplo, escribir todo lo que te venga a la cabeza, todos los pensamientos que vayan apareciendo. También puedes buscar un entorno en el que te sientas segura y bailar para soltar lo que quieres expresar y no te atreves. Se trata de «movilizar» tu estado emocional, pues no podrás abordar los pensamientos negativos si estás experimentando una alta emocionalidad o si tu mente sigue en modo supervivencia.

2. **Cubrir tus necesidades físicas:** Asegúrate de cubrir las necesidades físicas de primer nivel para sentirte satisfecha contigo y con tu vida. Estas necesidades son las fisiológicas o vitales, es decir, aquellas de las que depen-

de la supervivencia de la persona: comer, dormir, respirar, hidratarse, etc. Están relacionadas con el mantenimiento de los estándares mínimos que permiten que el cuerpo funcione.

3. **Conectar contigo:** Reconoce y siente lo que estás experimentando. Para ello, es importantísimo que te des espacio, lo que yo llamo burbujas de conexión contigo misma. Para unos minutos y toma conciencia de todas las tensiones de tu cuerpo. Incluso si eres *workaholic*, en el trabajo puedes concederte ese breve tiempo para percibir dónde hay tensión. Empieza a notar dónde hay tensión. Una vez que detectes esas zonas, elige una y empieza a describirla sin juzgarla.

Por ejemplo, supongamos que sientes malestar en el estómago. ¿Cómo lo sientes? ¿Es como un nudo? ¿Es de color negro? ¿La tensión es permanente o intermitente? ¿Qué intensidad tiene? ¿Te la imaginas de alguna forma?

Puede ocurrir que, de repente, mientras estás describiendo la tensión, los pensamientos intrusivos aparezcan en forma de «Vaya barriga, me da asco», «Soy un desastre, siempre me pasa algo», «Qué malestar más horrible», «Seguro que tengo cáncer por la mierda de comida con la que me alimento», etc. Si esto sucede, vuelve a describir la tensión de tu cuerpo tratando de no emitir ningún juicio de valor. Céntrate en lo que sientes.

El objetivo de todo esto es autorregularnos. Si nos pasamos el día enviándole mensajes negativos al sistema nervioso, este entra en estado de alerta, como si nuestra vida estuviese amenazada las veinticuatro horas los siete días de la semana. Por eso, siempre le digo a mis pacientes:

La salida de la mente es el cuerpo.

Una mente agitada hace que el cuerpo se sumerja en cortisol y sea incapaz de trabajar de forma eficaz. En cambio, cuando llevas tu atención, intención y dirección a tus tensiones corporales, se activa el sistema nervioso parasimpático, el que invita a la relajación.

De esta manera, desactivas el sistema nervioso simpático, el de la alerta, la amenaza y los pensamientos en bucle, que te hace entrar en un estado cada vez más ansioso y delirante. Es como apagar lo que yo llamo Radio Miseria, que es ese torrente de pensamientos negativos que salen de tu mente como si tuvieras dentro a un locutor con incontinencia verbal.

4. **Abordar los pensamientos negativos:** Una vez aliviado tu estado emocional, podrás abordar los pensamientos negativos. Disminuirás la ansiedad y podrás crear en tu psique, cuerpo y alma terreno fértil para iniciar un proceso de reprogramación de tus pensamientos.

4

Renacer

Después de varios meses de reposo en casa de mis padres, mi estado, tanto físico como anímico, empezó a mejorar. Me fui a vivir a un piso de alquiler en Barcelona y me incorporé a un puesto de trabajo en una empresa constructora. Sin embargo, por dentro seguía sintiéndome muy frágil.

Los hombres eran un capítulo cerrado en mi vida, pero entonces apareció él, arquitecto como yo. Tras varios intentos de acercarse, logró derribar mis barreras y me animé a abrirme de nuevo, a compartir y confiar en alguien del sexo opuesto. Iniciamos una relación. Él, al igual que yo, estaba desencantado con la arquitectura y el ambiente competitivo y superficial que la rodeaba. Un día cualquiera de 2008, decidimos dejarlo todo, mudarnos a otro país y empezar de cero.

El destino elegido fue Brasil. Conocíamos a gente que se había ido a vivir a Arraial d'Ajuda, un lugar con playas paradisiacas, y decidimos, sin más, mudarnos allí y romper con todo lo que hasta entonces habíamos conseguido: estatus, dinero, hogar...

Decidí perder lo que había ganado para ganarme a mí misma. Tardé tres meses en dejar todos mis proyectos en orden y me marché sabiendo que jamás volvería a tocar un plano.

En aquel momento no fui consciente de por qué había elegido Brasil, pero ahora sé que lo hice para acercarme de alguna forma a mi padre, que se crio en ese país sudamericano. Desde pequeña quise agradarle. En la escuela, con mis buenas notas, y después compitiendo en natación. Con tan solo diez años me levantaba a las cinco de la mañana y mi padre, que habitualmente madrugaba mucho, me llevaba a entrenar. De esa forma conseguía su atención, admiración y amor. Por desgracia, nunca sentí que fuera suficiente.

La relación con mi padre marcó durante años la relación que tenía conmigo misma y con los hombres. Busqué la mirada de admiración y amor en todos ellos, pero, a pesar de obtenerla, jamás me la creí. Desconfiaba de los hombres y no podía relajarme delante de ellos, ya que tenía que demostrarles mi valía. Ser yo misma no resultaba suficiente.

Todo esto, claro está, lo hice siempre desde la sombra o inconsciencia. Solo ahora soy capaz de reconocer que gran parte de mi vida estuve diciendo: «Papá, papá, papá, por favor, mírame, y mírame bien». Y he comprendido que, trasladándome a Brasil, lo que de veras estaba buscando era su aceptación y cercanía.

Pero Brasil también fue, paradójicamente, una forma de romper el cordón umbilical con mis padres. Con los dos. Fue la gran oportunidad para ser al fin yo misma, para desprenderme de toda aquella ropa que ya me iba pequeña y renacer.

Marcharme a Brasil supuso, en este sentido, un «sí» a mí misma. Llevaba demasiado tiempo sumergida en una piscina, primero real y luego simbólica. Llevaba desde que era niña alejada de mi ser esencial. Por fin pude dejar atrás el síndrome de la niña buena y expresar mis necesidades y anhelos.

Por fin pude dejar de actuar para complacer a otros y sacar la rabia, esa emoción que nos ayuda a poner límites y decir «no» cuando es necesario. Había aprendido a esconder mis necesidades, deseos y anhelos, y me había tragado durante

mucho tiempo la rabia. Cada día, cada hora y cada minuto me alejaba más y más de mi ser esencial, de aquella parte de mí innata que es suficiente solo por ser, que no tiene que demostrar nada para tener un lugar, que es válida sin lograr, hacer o gustar. Marcharme a Brasil no era un «no» a mi entorno, trabajo y amigos, sino un «sí» a mí misma.

Una emoción es química en el cuerpo, un lugar interno que nos atraviesa, que tiene un propósito y nos conecta con la vida. La rabia es una fuerza interna que nos impulsa a crecer; es la fuerza del NO que nos ayuda a posicionarnos de forma autónoma.

Nos empuja a enfrentarnos a los conflictos si están en nuestro camino de crecimiento y es importante atravesarlos. También nos ayuda a cambiar situaciones que no nos gustan o que atacan nuestra integridad o dignidad.

La rabia nos permite conseguir nuestros propósitos y nos otorga la fuerza necesaria para crecer y vivir.

Decir NO nos da la fuerza que custodia el deseo y la libertad para decidir. Si no puedo usar esa rabia para decir que NO o que SÍ, no podré sentir **mi LIBERTAD**.

Desde que somos engendradas, nos sentimos una con mamá. Necesitamos una fuerza, en este caso la emoción de la rabia, para separarnos de ella. De ese modo, mientras crecemos, debemos decir «no» a mamá y a nuestro entorno para alcanzar nuestros deseos.

Cuando no nos dejan expresar ese no, la rabia se transforma en ira, una pasión destructiva para nosotras o para el entorno. «Si no puedo decir "no", el "sí" será muy dudoso».

Y no solo eso, sino que toda la energía reprimida deberá

salir por algún lado. En mi caso, tal vez en el tuyo también, salió en forma de atracones, ansiedad y gritos silenciosos que nadie escuchaba, solo yo.

La rabia, en definitiva, es lo que te permite sostener el NO, que es al mismo tiempo un SÍ a ti misma. Por tanto, **necesitas aprender a decir que no.**

¿Por qué poner límites?

Poner límites tiene muchos beneficios. Te ayuda a:

- ✓ Respetar tus necesidades.
- ✓ No estresarte tanto (y, por ende, reducir las visitas a la nevera).
- ✓ Estar menos pendiente de los asuntos de otros y atender los tuyos.
- ✓ Dejar de sentir culpa por no estar pendiente de todos.
- ✓ Crear relaciones saludables de codependencia.
- ✓ Gestionar mejor tu tiempo y, en definitiva, tu vida.

¿Cómo superar el síndrome de la niña buena?

El síndrome de la niña buena es un término que se ha popularizado en los últimos años para describir un patrón de comportamiento caracterizado por la tendencia a complacer a los demás a expensas de las necesidades y los deseos propios. Las personas que experimentan este síndrome suelen ser:

- **Excesivamente amables:** Priorizan las necesidades de los demás en lugar de las propias.
- **Complacientes:** Evitan el conflicto y buscan la aprobación de los demás.
- **Perfeccionistas:** Se exigen mucho a sí mismas y tienen miedo al fracaso.
- **Dificultad para decir que no:** Les cuesta establecer límites y defender sus propios intereses.

Ahora bien, ¿cómo puedes poner límites si tu impulso natural es tratar de complacer siempre a los demás? Estas cuatro pautas te ayudarán:

1. **El límite lo pones tú:** Piensa que el límite no es algo contra los demás, sino para cuidarte y preservar tus deseos. Puede que el otro se moleste, pero los sentimientos o conductas de otros no dependen de ti y, por tanto, no puedes cambiarlos. Por ejemplo, si tu pareja grita mucho cuando se estresa y sientes que sobrepasa tu límite, aléjate, sal de ese espacio. Tu deseo o necesidad es que tu pareja no te grite. Tu límite es dejar de presenciar cómo grita, y la consecuencia del límite es irte. En ese momento, te responsabilizas de tu deseo y actúas.

2. **Todo límite tiene una consecuencia:** No eres mala persona o egoísta por poner límites. Por tanto, no debes sentirte culpable. El límite no es un castigo a otros, sino una consecuencia lógica de respetar tus necesidades y deseos.

3. **El límite se pone antes:** Procura establecer los límites antes de que se den situaciones potencialmente conflic-

tivas. Dicho de otra forma: siempre que sea posible, el límite se pone antes, cuando hay serenidad y paz.

4. **El límite se comunica de forma clara, firme y en pro del amor:** Comunica tus límites a tu entorno de forma amable, incluso amorosa si así lo sientes, pero a la vez clara y firme.

EJERCICIO (1.ª parte)

¿Qué límites te cuesta o eres incapaz de poner?
Escríbelos y describe a continuación en qué situaciones los echas en falta. Detectar lo que te oprime es el primer paso hacia la sanación y liberación a fin de rescatar a la mujer que siempre ha estado en ti, pero aprisionada.

¡Atrévete a brillar, atrévete a ser tú!
¡Atrévete a comerte la vida!

Es posible que no consigas poner límites de forma asertiva y amorosa. Cuando aprendemos a ponerlos es muy frecuente que nos sintamos torpes y que tengamos la necesidad de alzar más la voz y de ser más contundentes por miedo de no poderlos poner en última instancia. Así que necesitas practicar, como siempre que se adquiere un nuevo hábito. Si no desistes, llegará un momento en que te saldrá de forma orgánica, pero hasta que eso pase, practica, practica y practica.

EJERCICIO (2.ª parte)

¿Lista para tomar las riendas de tu vida? Poner límites es como aprender a tocar un instrumento: requiere práctica constante. Al igual que un niño aprende a caminar cayéndose y levantándose, tú también necesitarás ejercitar tus límites. Te propongo dos estrategias poderosas para que te conviertas en un experto en establecerlos.

¡Repite conmigo! Cierra los ojos e imagínate en esa situación que tanto te cuesta. Visualízate frente a esa persona, mirándola fijamente y diciéndole con total seguridad lo que sientes y necesitas. ¡Siente la fuerza de tus palabras y la satisfacción de establecer tu límite!

¡Ensaya como un campeona! Antes de saltar al ruedo, ¡practica frente al espejo! Mírate a los ojos y di en voz alta lo que quieres comunicar. Acostúmbrate a escuchar tu propia voz defendiendo tus límites. ¡Te sorprenderá lo poderoso que puede ser!

EJERCICIO (3.ª parte)

Te recomiendo que realices la tercera parte de este ejercicio en tu casa. Ha llegado la hora de la verdad: la hora de hablar de cosas incómodas. De las situaciones anteriores, elige una para realizar un ejercicio de comunicación libre de violencia. Supongamos, por ejemplo, que te cuesta poner límites a tu pareja cuando te habla con sarcasmo. Haz lo siguiente:

1. Manifiesta en voz alta tu necesidad: «Necesito hablar contigo para mejorar nuestra convivencia».
2. Describe los hechos: «Cuando necesitas algo de mí, usas el sarcasmo».
3. Expresa cómo te hacen sentir: «Me siento confundida e incómoda» o «Me molesta».
4. Introduce, si lo deseas, momentos de tu historia que expliquen que esa actitud te siente mal. Por ejemplo: «Mi padre siempre usaba el sarcasmo con mi madre, y eso me hacía sentir mal porque la dañaba e infravaloraba».
5. Comunica lo que necesitas: «Por favor, cuando quieras algo, dímelo directamente y sin sarcasmo». En este paso, incluye lo que quieres que suceda. Por ejemplo: «Quiero sentirme más segura y confiada cuando pase esto».

Aún hoy sigo preguntándome por qué nos cuesta cambiar cuando estamos sufriendo tanto. Qué hace que una persona se deje arrastrar por las circunstancias y acabe inmolándose mientras otra es capaz de dar un golpe en la mesa, decir «¡Basta!» y cambiar el rumbo de su vida. Eso fue justamente lo que hice cuando tomé la decisión de irme a Brasil: decir «¡Basta!».

Aquello supuso pararlo todo y dedicarme a mí sin saber hacia dónde iba ni cómo hacerlo. Había estado años desconectada de mí, centrada en los anhelos y deseos de todos excepto en los míos. Y por fin fui capaz de pararme y escuchar una voz que me decía: «¡Joder, Miriam, atiéndete!».

Si te sientes identificada con lo que cuento o estás en una situación parecida, invierte en ti. Es la mejor apuesta, ¡te lo aseguro! Habrá quien querrá opinar o aconsejarte, pero haz lo que te salga de las narices. Esa persona que te aconseja, por mucho que te aprecie o diga que te entiende, no puede ponerse en tu lugar.

5

La dismorfia corporal

Brasil fue muy importante para mí. Supuso dejar atrás la lucha y el odio hacia mi cuerpo. Allí las mujeres tienen un cuerpo exuberante, sinuoso, voluptuoso, lo que no les impide vestir ropa muy ajustada, *roupas apertadas*. Me petó la cabeza cuando descubrí que, más allá de su corporalidad, se sienten bien, bonitas, incluso divinas. Esto hizo que empezara a liberarme y sanarme. Poco a poco, fui abandonando mi alimentación y vida carcelarias y reconciliándome conmigo y con mi cuerpo de mujer.

Un paso fundamental fue lograr adiestrar mi autoimagen, es decir, vivir experiencias emocionales más positivas habitando mi cuerpo. Y también tomar conciencia de que la belleza no es universal, sino que va por modas. Hace doscientos años, por ejemplo, una mujer bella y saludable era lo que hoy se etiqueta como una mujer obesa, vaga y poco saludable.

Me liberé así de mis complejos corporales y conecté con mi cuerpo más allá de los espejos, a través de la naturaleza y el movimiento placentero, o al menos empecé a respetarlo. Es decir, no es que en Brasil aceptase mi cuerpo sin reservas, pero sí que es verdad que empecé a respetarlo como nunca.

Al mismo tiempo, dejé a un lado el deporte compulsivo quemagrasas y me enfoqué en estar bien con mi cuerpo con independencia de quemar más o menos calorías. Empecé a escucharme y a darle a mi cuerpo y a mi alma lo que realmente necesitaban.

Fue, en cierta forma, volver al origen, a lo simple, pero para ello tuve que parar el tren de alta velocidad en el que me había convertido yo misma. Dejé atrás el ritmo frenético que llevaba desde pequeña y de hacer caso a aquello que mis profesores desde muy niña ponían en todas mis notas de final de curso:

> Miriam se somete a mucha presión, así que recomendamos que descanse de toda tarea durante el verano y juegue tal como corresponde a una niña de su edad.

Y por fin logré conectar conmigo, con la persona que soy más allá de la exigencia y la lucha.

En Brasil, en concreto en Bahía, la tierra donde se crio mi padre, encontré un lugar alegre en el que la música y lo tribal son fundamentales. Hallé un refugio de creatividad y diversidad corporal, un lugar donde la pasión por divertirse y la música encienden la llama de la mujer salvaje que todas llevamos dentro.

Bahía es, de hecho, la parte más afro del país, una zona donde se convive sin juzgar el cuerpo ajeno. Más allá del tipo de cuerpo, prevalecen el fervor, el gozo y la desinhibición, que era justo lo que mi alma anhelaba. Allí pude conectar con mi padre y con todas las cualidades que atribuía a Brasil, un hermoso país donde la gente suele relacionarse de forma natural y espontánea.

Era, por tanto, el lugar perfecto para sanar muchos años de autocontrol y desconexión de mí misma. Y para conectar con una especie de fe, de confianza en lo que no se ve y de certeza de lo que será. **Allí me vacié de todo y, al mismo tiempo y paradójicamente, sentí un vacío fértil. Un vacío diferente al que** sentía cuando toda mi vida estaba programada y planificada por otros y para otros.

Aquel era un vacío doloroso, angustiante, en cambio este me ofrecía un espacio para reconocerme. Para ver y verme. Fue, claro está, un proceso. Al principio todavía no sabía quién era ni hacia dónde quería dirigirme, pero estaba creando un espacio en el que no tenía que hacer ni lograr nada, donde podía permitirme parar y observar mi entorno: contemplarlo y cuestionarlo para verme poco a poco con más claridad.

Liberarte del malestar

Quizá te sientas atrapada en una situación o en un lugar oscuro y creas que esto no tiene remedio, pero no es así. Siempre podemos influir en nuestra vida, siempre tenemos un lugar, un espacio, donde podemos decidir qué pensar, qué sentir y cómo actuar. **Lo primero es que te pares para sentirte de nuevo.** Parar comporta a veces un malestar, una incomodidad, pero es la única forma de alcanzar el bienestar que tanto anhelas. Si te sientes ansiosa, deprimida o angustiada, o sumida en la ansiedad de los atracones y la insatisfacción corporal, es necesario que pares y que te vacíes. Solo así podrás llenarte de ti misma.

No es imprescindible dejarlo todo e irte a Brasil, lo único importante es que encuentres espacios para conectar contigo en el día a día. Yo las llamo «islas de reposo». Márcalas en tu agenda, aunque sean de cinco minutos, porque lo que no está en tu agenda, no está en tu vida. Debes ponerte en tu agenda, porque eres lo más importante y lo prioritario para ti.

¿Te has preguntado alguna vez si estás en tu agenda? Pero esto no es suficiente. También debes hacer détox de personas, conversaciones y ambientes que te constriñan y repriman (o que te «gatillen», como me gusta decir), donde sientas que tu cuerpo se tensiona y no puede mostrarse tal y como es, o sea, perfecto o, dicho de otra forma, PERFECTAMENTE IMPERFECTO, como es todo en la naturaleza.

EJERCICIO

Describe qué hay actualmente en tu vida que te genere muchísimo malestar y anótalo. Un ejemplo: «Siento que la relación con mi marido es horrorosa, mis hijos son insoportables y tengo una obsesión brutal por mi cuerpo y la comida. También pienso que no tengo remedio y que no puedo cambiar nada porque no puedo separarme y no tengo dinero. Estoy condenada a llevar una vida que no quiero».

Cuando detectas las causas de tu malestar, la transformación es más fácil. Una vez detectadas, lo primero que debes hacer es cuestionarte la verdad de tus pensamientos. Pregúntate: «¿En realidad no puedo hacer nada?». Volviendo al ejemplo anterior, ¿no puedes compartir piso durante unos meses con una amiga? ¿No puedes replantearle a tu marido las tareas y la relación? ¿No puedes pedir ayuda a una psicóloga para mejorar tu relación con la comida? ¿En serio no puedes?

En la mayoría de las ocasiones, cuando hay mucho ruido mental y te obsesionas con algo, ya sea la comida, el cuerpo o lo que sea, se trata de un mecanismo de evitación, es decir, una forma de no ver que hay algo en tu vida que no te gusta, que no estás cambiando y que ya te duele demasiado.

Es una forma de distraerte para no afrontar algo que te da

miedo o para lo que no te sientes preparada. Por eso, la idea es parar y observar más allá de la obsesión. ¡Verás que es muy revelador!

> Cuando afrontas tu vida, la ansiedad, la obsesión o la depresión desaparecen como por arte de magia.

El mero hecho de ver que tienes opciones, que no eres un pelele ante las circunstancias, te aliviará y te colocará en un lugar diferente, un lugar en el que serás dueña de tu vida. Y es que no hay nada peor que sentir que no tenemos libertad para decidir sobre nuestra vida.

> La libertad del ser humano está en la elección, y en toda elección hay renuncias.

¿Qué es la dismorfia corporal?

Si estás obsesionada con tu cuerpo, como yo lo estaba en aquel entonces con el mío, debes parar y observarte. El objetivo es trascender tu insatisfacción corporal. Esta insatisfacción está muy generalizada en nuestra cultura porque estamos inmersos en una glorificación de la delgadez que asocia la felicidad con un cuerpo esbelto y tubular (con forma de tubo, sin redondeces). En muchas ocasiones, la insatisfacción corporal, junto a otros factores, puede conducirnos a sufrir un trastorno y desencadenar una distorsión de la imagen corporal.

La dismorfia corporal es un trastorno de salud mental que consiste en que una persona se preocupa excesivamente por defectos que percibe en su apariencia física, defectos que a menudo son apenas perceptibles o incluso inexistentes para los demás. Esta preocupación puede causar una gran angustia y afectar significativamente la vida diaria de la persona.

La dismorfia corporal es como vivir frente a un espejo distorsionador. La persona ve su cuerpo de manera completamente diferente a como lo ven los demás, lo que genera una gran angustia. En los trastornos de la conducta alimentaria, esta percepción alterada alimenta conductas como restringir la alimentación o provocarse el vómito, ya que la persona cree que así alcanzará la imagen ideal que tiene en su mente. Por ejemplo, alguien con dismorfia puede obsesionarse con la idea de que tiene los brazos demasiado gruesos, incluso si están dentro de un rango saludable.

La dismorfia genera mucho malestar emocional constante en la persona, ya que nunca sabe cómo se ve realmente, no sabe cómo la ven los demás y su reflejo cambia de un momento a otro. Imagínate no saber cómo eres en realidad, si la ropa te queda bien o no, que te veas de una manera un día y de otra completamente diferente al siguiente... Es demasiado incómodo y angustiante.

Tener dismorfia corporal es mucho más que verse más gruesa en el espejo. Tener dismorfia también es:

- Comprarte ropa de talla grande pensando que es la tuya.
- No saber nunca cómo te ves porque tu autoimagen cambia constantemente.
- Estar buscando siempre un referente de comparación para intentar saber cómo te ves.
- No saber nunca cómo eres porque tu imagen cambia constantemente.

- Salir de casa viéndote bien en el espejo y de repente querer volver a casa porque tu imagen ha cambiado por completo.
- No saber si lo que la gente te dice es verdad o si miente porque tú no te ves así.
- Aislarte del mundo por miedo a que la gente vea tu cuerpo.

En este sentido, debes tener claro que tu insatisfacción no tiene que ver con tu atractivo físico real ni con la talla o el nivel de tonificación muscular de tu cuerpo. Más bien está relacionada con los sentimientos y las creencias que tienes hacia tu cuerpo. Si existe mucha diferencia entre el cuerpo que consideras ideal y tu percepción de la realidad, la insatisfacción será grande.

¿Qué antídotos o factores te protegerán de la dismorfia corporal?

Estos cuatro son los más eficaces:

1. **Actitud crítica:** Desarrolla una actitud crítica ante los mensajes publicitarios de la cultura de la delgadez. A través de los medios de comunicación, interiorizamos el estereotipo del cuerpo delgado ideal que nos conduce a la necesidad de seguir dietas restrictivas y adelgazar.

    De niños, hacia los siete u ocho años, incorporamos los criterios básicos sobre la estética corporal, incluyendo el rechazo a los cuerpos gordos. Si somos conscientes de los mensajes de la sociedad relativos al cuerpo y la figura, podremos protegernos de sus potenciales efectos negativos. Las madres que han realizado un trabajo interno y han podido resistirse a los estereotipos de esta cultura sin estar repetidamente a dieta restrictiva para adelgazar transmiten esa aceptación del cuerpo a los hijos.

2. **Cambio de creencias:** Acepta la diversidad corporal y sé consciente de que el canon de belleza ha cambiado a lo largo de la historia. Tampoco es el mismo en las diferentes culturas, de modo que se trata de una creencia, no de la realidad. Los pensamientos y las creencias pueden cambiarse, o al menos ponerse en duda para que no nos dañen. Se dice que «la belleza está en los ojos del que mira» porque, según el filtro de la cultura, los valores y las creencias, veremos unos rasgos corporales como bellos y otros como censurables. En la cultura occidental, la moda nos ha llevado a ver bellas a las mujeres tubulares, con caderas estrechas, pero no hace mucho se valoraban las caderas anchas.

3. **Higiene mental:** Es importante que seas muy selectiva con las cuentas que sigues en las redes sociales y con las revistas y la información que consumes. No te expongas a imágenes que puedan provocarte preocupación por la delgadez o frustración por tu peso. Haz una limpieza de las cuentas a las que sigues y quédate solo con aquellas que muestren la belleza en cuerpos diferentes y reales. Será un acto de amor hacia ti y hacia tu cuerpo.

4. **Comunicación:** Lo que dices de tu cuerpo y, sobre todo, cómo lo dices tiene un impacto BRUTAL en tu autoestima y en la de tus hijos. Tus palabras, tu tono de voz,

tus gestos... Todo cuenta. Si transmites mensajes positivos y de aceptación, estarás sembrando en tus hijos la semilla de una buena relación con su cuerpo.

La dismorfia corporal puede desarrollarse a causa de una combinación de factores biológicos, psicológicos y sociales.

- **Factores biológicos:** Puede haber una predisposición genética o desequilibrios en neurotransmisores como la serotonina, que influyen en la regulación del estado de ánimo y la percepción corporal.
- **Factores psicológicos:** Algunas experiencias negativas en la infancia, como burlas o críticas sobre la apariencia, pueden crear inseguridades que se arrastran hasta la edad adulta. También ciertos rasgos de la personalidad, como el perfeccionismo o la baja autoestima, pueden aumentar la vulnerabilidad a desarrollar este trastorno.
- **Factores sociales:** La presión por cumplir con estándares de belleza poco realistas, promovidos por los medios de comunicación y la sociedad en general, puede generar una insatisfacción constante con la propia imagen.

En resumen, la dismorfia corporal no es simplemente una cuestión de vanidad, sino un trastorno complejo con raíces en diferentes aspectos de la vida de una persona. Es importante buscar ayuda profesional si la preocupación por la apariencia causa una angustia significativa o interfiere en la vida diaria.

6

Cambiar por inspiración o por desesperación

En mis conferencias siempre digo que las personas cambiamos por inspiración o por desesperación. Es decir, o bien algo nos inspira y nos anima a cambiar, o bien llegamos a un punto en que estamos tan mal que no hay más remedio que hacerlo.

Muchas personas, a pesar de las inclemencias, los excesos, las enfermedades y los oscuros túneles en los que caen, se resisten a cambiar y mantienen los mismos patrones de siempre. Por algún extraño motivo, prefieren seguir con una vida llena de amargura y sufrimiento antes que cambiar.

Y es que cambiar no siempre es fácil, porque, aunque parezca un juego de palabras, para cambiar hay que cambiar, y eso supone a veces pagar un precio. Hay personas que, aunque quieren hacerlo conscientemente, no están preparadas o no están dispuestas a pagar ese precio. Por kafkiano que parezca, les compensa quedarse en la miseria, pues quedarse en esa miseria les da ciertos frutos. Es lo que en Programación Neurolingüística (PNL) se conoce como «intención positiva».

A veces nos frenan ciertos lazos, dinámicas o fidelidades que arrastramos de forma inconsciente. En mi caso, la bulimia que sufrí durante años fue una forma inconsciente de conseguir que mi madre me cuidara como yo sentía que no había hecho cuando era pequeña, o sea, era una forma de recuperar mi infancia. Durante algunos años, especialmente en los meses posteriores a mi «noche oscura del alma», me cuidó como si yo volviera a ser una niña dependiente de ella.

La relación con mi madre siempre ha sido muy compleja, pues por otro lado yo también me situé como cuidadora suya al verla como la débil de la casa.

Tenía creencias interiorizadas como: «**Miriam, no brilles demasiado, no vaya a ser que dejes sola a tu madre en sus lodos**». En cierta forma me convertí en madre de mi madre.

Esto sucede en muchas familias, ya que dentro de la pareja uno de los dos, al sentirse solo, inconscientemente toma a uno de sus hijos como pareja emocional.

En psicología se le llama **fidelidad sistémica**, que consiste en psicodinámicas de dependencia con nuestros padres o triangulaciones.

Crecer pasa por cambiar esas dinámicas dolorosas, por romper con esas lealtades inconscientes que no nos hacen bien. Es lo que Joan Garriga, psicólogo humanista y terapeuta Gestalt, llama «deslealtad dichosa», es decir, la decisión consciente de ser desleal a alguien para serlo a una misma, ya que la lealtad causa sufrimiento. No es un «no» al otro o la otra, sino un «sí» a una misma.

Somos como cachorros que buscan un espacio para amamantarse, y a veces, en la búsqueda de ese lugar en la manada, no encontramos la individuación, indispensable para enfrentarnos con fuerza a la vida. No nos damos permiso para ser y acabamos envueltas en un cúmulo de estrés, ansiedad y malestar vital.

El coste de cambiar

Cambiar significa romper con lo anterior. Este es el precio que paga quien toma la decisión consciente, haciendo acopio de todo su coraje, de transformarse para crecer. Ese coste es la incomodidad de sentirse a veces sola o desterrada de la familia, así como caer en el dolor, la tristeza y la rabia que supone decirte la verdad de lo que fue, de lo que te dieron tus padres, de la transgresión que has vivido desde pequeña, de lo sola que estuviste.

En general, no queremos decirnos la verdad porque duele y porque creemos que, al hacerlo, estamos deshonrando a nuestra familia. Pero lo cierto es que, si somos sinceras con nosotras mismas, el sistema a la larga lo agradece. Es importante decirnos la verdad sobre nuestra historia, nombrar los hechos y no negar la verdad.

En mi caso, cuando regresé de Brasil, donde permanecí un año y medio, supe que ya no podía esconderme de mí misma. Empecé un proceso largo de búsqueda de mi vocación hasta que logré, no sin dificultades ni dudas, encontrar lo que realmente había venido a dar a este mundo. Durante esos años de búsqueda me mantuve alejada de mis padres para ser realmente yo misma, tomar mis decisiones sin su condicionamiento y avanzar en mi propio camino.

Todos sabemos, en el fondo, que progresar nos da bienestar; que no debemos resignarnos a una vida estancada porque es una vida muerta, triste y desolada; que no debemos limitarnos a sobrevivir.

Todo el mundo sabe que no ha venido aquí a sobrevivir, sino a sobresalir. Sabe que ha venido a BRILLAR.

Matamos nuestras bendiciones cuando no actuamos, por eso te animo, y te seguiré animando a lo largo del libro, a actuar. A cambiar. ¡A brillar!

¡Sin acción no hay transformación!

Yo lo hice y las piezas del puzle de mi vida se fueron recolocando. La relación más importante, que es la que mantengo conmigo misma, sanó, y al hacerlo fueron sanando también poco a poco las relaciones con otras personas, entre ellas mis padres, con los que a día de hoy tengo una relación excelente. Todos hicimos nuestro trabajo y nos transformamos.

Si tú no lo has hecho todavía, solo puede ser por dos razones: o no has encontrado la inspiración necesaria o no estás suficientemente desesperada.

No niego que estés mal, pero tu mente sigue encontrando excusas y justificando tu situación actual. Es algo que hacemos todos los seres humanos: para sobrellevar el dolor buscamos justificaciones.

Pero **¿qué prefieres: tener la razón o vivir mejor?** En lugar de justificarlo, usa ese dolor como trampolín para una acción transformadora que te lleve a alcanzar el bienestar que mereces. No esperes a estar desesperada, a que el dolor sea insoportable, para tomar LA DECISIÓN de cambiar tu vida.

Solo tienes que decirte: «¡YA ESTÁ BIEN! Se acabó, hasta aquí, ni un segundo más». Da igual qué hagas y cómo lo hagas: si te sientes sin foco, ansiosa o deprimida, lo único que te queda es quitarte la máscara o deshacerte del personaje que ya no te encaja, ese disfraz se te quedó pequeño.

**Piensa qué quieres para tu vida,
qué puedes llegar a ser, a tener, a amar,
o cómo puedes contribuir en el mundo,
¡y no te conformes con menos!
Lo que una puede ser, debe serlo.**

EJERCICIO

Cuando me decidí a transformar mi vida, empecé a disfrutar y vivir la vida que siempre quise. Y ahora me dedico a lo que más me llena: acompañar a otras mujeres en su camino hacia la libertad para que puedan salir de una alimentación y una vida carcelarias. Me encanta ver cómo se liberan del autojuicio y viven reconectadas con lo que siempre debieron ser.

Y tú ¿cómo te ves dentro de unos años?

- Si lo tienes claro, escríbelo a continuación.
- Si no lo tienes claro, date un tiempo para sentir. Quizá ni siquiera estés segura de quién eres. Si es así, reserva un tiempo en tu agenda, como te propuse en el capítulo anterior, y haz lo siguiente:

   JUEGA: Si no sabes quién eres, qué quieres, qué te gusta o qué necesitas, juega como si fueras una niña. Las niñas no saben lo que les gusta, pero lo averiguan jugando. Juega como si no hubiera un mañana. Quizá en la infancia no pudiste hacerlo y por eso ahora te sientes perdida.

   ANALIZA: Plantéate una pregunta clave: ¿para qué o para quién (o quiénes) realizas todas tus acciones? Analiza si realmente estás actuando por tu propio bienestar o solo por el bienestar de los demás.

7

Cerebro y emociones

Como hemos visto, para cambiar hay que pasar a la acción (y esa acción en ocasiones puede ser incluso una forma de pensar diferente). El problema es que muchas veces no sabemos qué hacer ni cómo. Por eso, en los próximos capítulos voy a ofrecerte herramientas que podrás poner en práctica fácilmente y que te ayudarán a relacionarte de una forma sana con la comida, con tu cuerpo y con la vida.

Empecemos por las emociones, pues juegan un papel fundamental a la hora de alimentarnos. Aprender sobre ellas nos ayudará a gestionarlas mejor.

Lo primero que debes saber es que nuestro cerebro se compone principalmente de tres partes:

Cerebro reptiliano: Es el responsable del instinto de supervivencia. Se activa durante un breve periodo y ante situaciones nuevas. Su función es determinar si nos sentimos seguros o en peligro, de manera que, ante la percepción de amenaza, nos insta a luchar o huir. Este instinto lo compartimos con otros animales.

Cerebro límbico: Es común en el reino animal, de manera que compartimos similitudes emocionales con otros seres vivos.

Neocórtex: También llamado «tercer cerebro», es exclusivo de los humanos y constituye su parte más evolucionada. Es la región del cerebro que se encarga del razonamiento, la toma de decisiones y el pensamiento abstracto.

Las emociones son señales químicas generadas en el cerebro que afectan a todo el cuerpo y se manifiestan mediante cambios fisiológicos y expresiones faciales. Son inevitables y cumplen funciones vitales:

- **Rabia:** Establece límites, defiende y nos focaliza hacia nuestros deseos y anhelos.
- **Tristeza:** Promueve la introspección y la búsqueda de consuelo.
- **Miedo:** Alerta sobre peligros y señala lo que valoramos.
- **Envidia:** Revela deseos propios.
- **Alegría:** Motiva a repetir experiencias positivas y a conectar con aquello que le genera bienestar.

Problemas por una gestión emocional inadecuada

- **Alegría desbordada:** Puede desembocar en euforia, manía, obsesión por la felicidad o falta de empatía.
- **Miedo excesivo:** Puede generar ansiedad, ataques de pánico, fobias y evitación.
- **Tristeza persistente:** Puede conducir al aislamiento, el desánimo, la apatía y la depresión.

- **Amor desmedido:** Puede transformarse en dependencia emocional.
- **Enojo o ira incontrolada:** Puede desencadenar agresividad, explosiones de ira e irritabilidad, y dañar las relaciones.
- **Asco persistente:** Puede limitar la apertura a nuevas experiencias y mantener a la persona en su zona de confort.
- **Sorpresa constante:** Puede generar ansiedad al anticipar el futuro de manera excesiva.
- **Vergüenza profunda:** Puede afectar la autoestima y contribuir a la depresión.

¿En qué consiste la buena gestión de las emociones? Vamos a verlo. Cuando se dispara una emoción, el cerebro límbico se activa y el neocórtex se queda en segundo plano, lo que dificulta el pensamiento lógico. Por eso, cuando experimentamos una situación de alto impacto emocional, como por ejemplo una discusión con la pareja, la capacidad de razonar baja.

Ahora bien, se ha demostrado científicamente que las emociones puras se mantienen en el cuerpo solo durante noventa segundos. Por eso, una buena práctica consiste en parar un momento y no dejarse arrastrar por la emoción. Por ejemplo, en tu próxima disputa con tu pareja o con tu madre o con quien sea, te sugiero que pares, dejes de discutir y abandones el lugar del conflicto durante al menos unos minutos.

Al hacer esto, tu cerebro límbico (o sea, el emocional) irá bajando de decibelios y podrás razonar de nuevo con calma. Y, por supuesto, te ahorrarás todos esos problemas que aparecen cuando empezamos a escupir barbaridades que ni siquiera creemos o sentimos de verdad.

Si en lugar de hacer esto, te quedas en el lugar de la discusión y permites que la cosa vaya a mayores, sostendrás durante demasiado tiempo el enfado o la tristeza. Y al llegar a casa, acabarás atracando la nevera. Cuando sucede esto, lo que ocurre es que el episodio de alta activación emocional anula la capacidad para pensar de forma clara y actuamos cegadas por las emociones, secuestradas por el estado anímico.

Si sigues alimentando el enfado y lo mantienes durante mucho tiempo, el cerebro sigue liberando sustancias químicas relacionadas con la rabia.

Esto puede conducir al secuestro de la amígdala, un concepto que acuñó en 1996 el psicólogo Daniel Goleman en su libro *La inteligencia emocional* para referirse a una emoción tan intensa que conduce a una pérdida del control y a una respuesta desproporcionada en relación con lo que está sucediendo en realidad.

La buena noticia es que tenemos noventa segundos para tomar el control antes de que la emoción nos nuble el juicio y se apodere de nosotros.

¿Qué hacer en esos noventa segundos?

1. Respira hondo y cuenta hasta diez. La respiración profunda ayuda a calmar el cuerpo y la mente. Concéntrate en tu respiración durante esos noventa segundos y fíjate en cómo el aire entra por las fosas nasales y cómo va saliendo. Cuando hacemos esto estamos redirigiendo nuestros pensamientos al momento presente: AQUÍ y AHORA. Nuestro sistema nervioso empieza así el proceso de desaceleración.

2. Drena la emoción. Muévete: camina, baila o haz algo que te ayude a liberar la energía acumulada de forma saludable. Liberar mediante el movimiento la carga alostática que ha generado tu secuestro emocional puede ayudarte a cambiar tu estado. Por ejemplo, tras una discusión con tu pareja puedes salir a dar un paseo para calmarte. La actividad física libera la tensión y te permite volver a la conversación con una mente más clara y una actitud más constructiva.

Siempre es útil tener referentes en el manejo de las emociones. Si tienes alguno cerca, obsérvalo e intenta imitar su forma de actuar en situaciones comprometidas a nivel emocional. En mi caso, mi padre es un ejemplo de aplomo. En situaciones de tensión o incomodidad, mantiene la calma y la firmeza, no reacciona impulsivamente. Esta capacidad siempre me ha parecido admirable. En cambio, una vez que la situación ha pasado, le cuesta descargar la tensión acumulada y su cuerpo acaba somatizándola en forma de enfermedad física.

Mi madre, en cambio, expresa las emociones de forma más abierta. La suma de estos dos referentes me ha permitido combinar la templanza y el manejo emocional de mi padre con la capacidad de descarga emocional de mi madre.

Así, tras una situación tensa, suelo buscar la manera de liberar esa tensión, ya sea hablando con alguien, haciendo ejercicio o realizando alguna actividad que me ayude a descargar toda esa química de mi cuerpo (emoción).

Volviendo a ti: ¿qué debes hacer una vez que vuelva la calma? Por un lado, analiza la situación aprovechando tu mayor claridad mental y emocional. Pregúntate qué necesitas realmente y busca soluciones que satisfagan tus necesidades.

A medida que practiques esto, podrás anticipar mejor las situaciones que desencadenan tus emociones más intensas y encontrar estrategias para manejarlas mejor y por ende también los atracones emocionales y la ansiedad por la comida disminuirán.

> **RECUERDA**
>
> - La emoción dura noventa segundos y lo que hagas en ese tiempo puede determinar la relación contigo misma, con otro y con tu ansiedad.
> - Eres la dueña de tus emociones: no permitas que te dominen. Siempre puedes gestionarlas.

Existen técnicas que ayudan a mantener la calma y tomar decisiones racionales. Más adelante te mostraré unas cuantas, en concreto en el capítulo «Cien claves para reducir la ansiedad por la comida».

EJERCICIO

El autoconocimiento emocional y psicológico es básico para saber qué te provoca el secuestro emocional y poder manejar mejor tus situaciones, y evitar así que las emociones te cieguen. Para mejorar el autoconocimiento, responde las siguientes preguntas:

- ¿Cuál suele ser el detonante cuando experimentas un secuestro emocional? Siempre hay detonantes que nos «disparan»; analiza cuáles son en tu caso y enuméralos.

- ¿Qué es lo que más temes, te cabrea, te irrita o te pone nerviosa? Piensa en situaciones concretas y descríbelas brevemente.
- ¿En qué momento sueles dispararte?
- ¿En qué contextos suele ocurrir?

Las señales del cuerpo

Hemos visto que las emociones se manifiestan en el cuerpo. Lo hacen de diferentes formas: nos tensamos con el miedo, nos relajamos con la alegría, nos enfermamos con la ira, etc. Por tanto, te voy a invitar a que observes tu cuerpo y sus señales, que te dirán mucho de tus emociones y de lo que te está pasando.

Una cosa importante: la invitación es a sentir, no a racionalizar. Es decir, **observa lo que sientes, pero no juzgues ni trates de llegar a conclusiones, al menos por ahora.** El objetivo no es juzgar, sino hacerte amiga de tus emociones, que en realidad están aquí para cuidarte. Si aprendes a identificarlas en tu cuerpo sin juicio, estarás en el camino de conocerte mejor y por ende de manejar mejor tu vida.

Empieza, por ejemplo, sintiendo las tensiones que manifiesta tu cuerpo en diferentes momentos, como antes, durante o después de una discusión. Simplemente identifica qué parte/s de tu cuerpo se tensa/n y obsérvala/s.

También puedes hacerlo en cualquier otra circunstancia y momento, incluso reservar un rato al día para detenerte, revisar tus sensaciones e identificar las tensiones que alberga tu cuerpo. Si es posible, cierra los ojos, céntrate en alguna de ellas y describe cómo es. ¿Es continua? ¿Es puntiaguda? ¿Es blanca o tiene algún color? ¿Tiene forma?

Cuando hagas este ejercicio, no pretendas que las tensiones de tu cuerpo desaparezcan. Limítate a describirlas.

Escritura libre o automática

Cuando las emociones quedan atrapadas en tu cuerpo acaban saliendo como un tsunami, muchas veces en forma de atracón o restricción severa. Por eso, es importante que descargues toda la energía que te has acostumbrado a no expresar. Y cuantas más herramientas tengas para transitar tus emociones, menos atracones y ansiedad sufrirás.

Aquello que evitas te somete.

Una forma de descargar las emociones acumuladas en el cuerpo es mediante la escritura libre.

Piensa en un problema o aspecto que desees resolver, coge una libreta y escribe sin parar durante al menos media hora. Anota todo lo que te pase por la mente. No borres, no taches, no pienses. El propósito no es crear una obra literaria elaborada, sino dejar fluir las ideas con libertad, sin el obstáculo de los juicios, la moral, la vergüenza o la lógica. Si te viene a la cabeza la lista de la compra, escríbela. No obstante, sin presión, intenta volver al tema que te preocupa.

Tal vez pienses que esto no es para ti o no te servirá. En ese caso, te conviene conocer lo siguiente. En 1986, el profesor de Psicología James W. Pennebaker realizó un experimento en el que pidió a un grupo de estudiantes que escribieran durante quince minutos sobre los principales traumas de su vida o, si no habían sufrido ninguno, sobre sus momentos más difíciles. Muchos estudiantes lloraron, pero cuando el profesor les preguntó si querían abandonar el experimento ninguno lo hizo.

De forma paralela, Pennebaker realizó el mismo experimento con un grupo de control. Pidió a sus miembros que escribieran sobre temas neutros, como un árbol o su dormitorio. Luego esperó seis meses y registró cuántas veces iban al centro médico sus estudiantes. Los resultados mostraron que los que habían escrito sobre sus secretos más profundos habían visitado con menor frecuencia el centro de salud en comparación con los otros. La diferencia fue impresionante, lo que demuestra el efecto terapéutico de la escritura: regula el sistema límbico y nos hace pasar de un estado de estrés a otro de relajación.

La neurocepción

Tengo una buena noticia para ti: nuestro cerebro es plástico, así que puedes cambiar tu forma de pensar, sentir y actuar, si te lo propones, hasta el día de tu muerte. La frase típica «Así soy y así moriré» ha dejado de tener sentido ni justificación.

Para cambiar tu forma de sentir es importante que sepas qué es la neurocepción. Se podría definir como tu detector de peligro automático. Es un sistema de alerta que tiene tu cuerpo y que funciona sin que te des cuenta.

¿Cómo funciona?

1. Tus sentidos (vista, oído, tacto, etc.) captan información sobre tu entorno.
2. Tu cerebro interpreta esa información y decide si hay peligro.

3. Si hay peligro, tu cuerpo se tensa y se prepara para luchar o huir. Si no hay peligro, tu cuerpo se relaja.

Grábate la siguiente frase:

Puedes cambiar tu percepción del peligro y tu estado de ánimo mediante la postura corporal.

Se trata de acciones muy simples que tienen un impacto increíble en nuestro bienestar. Por ejemplo:

- Postura erguida: Te hace sentir más segura y confiada.
- Hombros relajados: Reduce la tensión y el estrés.
- Movimientos amplios: Te hacen sentir más abierta y receptiva.
- Respiración profunda: Calma el cuerpo y la mente.

Si te sientes triste, por ejemplo, encorvarte te hará sentir peor. En cambio, si te mantienes erguida y sonríes, tu estado de ánimo mejorará. Igualmente, si te sientes ansiosa, ponte de pie con la espalda recta y los hombros relajados, y respira profundamente durante unos minutos. ¿Cómo te sientes ahora?

Quizá el resultado no sea inmediato o te cueste apreciar la mejora, por eso es importante ser paciente y constante. Se necesita tiempo para cambiar la forma en que tu cuerpo responde al peligro.

Cambiar la postura de tu cuerpo no es una solución mágica, pero puede ayudarte a mejorar tu estado emocional. Ah, y ten en cuenta que esto son solo unos apuntes sobre el tema. Si crees que tienes problemas con la neurocepción, busca ayuda profesional. Un terapeuta puede ayudarte a comprender mejor cómo funciona la neurocepción y desarrollar estrategias para mejorarla.

En resumen, aprender a gestionar las emociones es esencial para el bienestar físico y mental. Expresarlas de manera saludable y buscar apoyo profesional cuando sea necesario te ayudará a que la gestión emocional sea efectiva. La clave está en comprender cómo funcionan, reconocerlas, darles espacio y dejar que pasen antes de tomar decisiones impulsivas o de acabar comiendo con una ansiedad de caballo.

> **RECUERDA**
>
> - **La neurocepción es compleja:** Aquí te ofrezco una visión simplificada. Esta involucra múltiples sistemas cerebrales y procesos fisiológicos interconectados.
>
> - **El cambio lleva tiempo:** Regular la neurocepción y cambiar patrones emocionales requiere práctica y paciencia.
>
> - **La postura corporal es una herramienta, no una solución mágica:** Si bien puede influir en las emociones, no es la única ni la principal forma de abordar problemas emocionales más profundos.

EJERCICIO

Quiero concluir el capítulo con un ejercicio práctico que creo que te será de gran ayuda.

Ponte de pie e inclina la cabeza hacia abajo. Encoge los hombros y lleva todo el cuerpo hacia delante.

A continuación, piensa en una situación que te haya causado una gran tristeza. Recuerda con quién estabas, lo que oías, lo que veías y cómo te sentías en ese instante.

Después de rememorar el momento durante un rato, levanta la cabeza, mira al cielo y empieza a saltar y a bailar, aunque sea de forma impostada.

Cuando pares, observa cómo te sientes. Fíjate en cómo han ido cambiando tu estado anímico y tus emociones a medida que modificabas tu posición corporal. Seguramente habrás sentido tristeza al principio, pero esta habrá desaparecido o disminuido cuando has empezado a saltar o bailar, pues es casi imposible sentir tristeza mientras saltas o miras hacia arriba.

8

Alimentación nutriemocional

Como he apuntado en el capítulo 2, titulado «Un juguete roto», la alimentación tiene muchísimo que ver con las emociones y los estados de ánimo. Desde que nacemos, nuestra madre nos da el pecho o el biberón, y ese acto tan íntimo no solo nos alimenta, sino que también nos ofrece amor, pertenencia y seguridad.

Nuestra alimentación es, por tanto, nutriemocional: comida y emociones están íntimamente relacionadas para siempre y para todos. El problema aparece cuando gestionamos las dificultades comiendo para calmarnos o restringiendo alimentos para sentir cierto control sobre nuestra vida. No es difícil que, ante este problema, entremos en un bucle infernal donde empezamos a rechazar nuestra forma de comer y nuestro cuerpo, iniciando la dieta de moda y sufriendo ansiedad, culpa y vergüenza por no mantenerla. Esta situación nos lleva, en muchos casos, a entrar en una nueva restricción con la increíble promesa de conseguir el tan anhelado cuerpo y sentir pertenencia, ser amadas y reconocidas.

**La comida nutre y da placer,
pero no es Superwoman.**

Los alimentos nunca podrán darnos amor, seguridad o pertenencia, y mucho menos darle sentido a nuestra vida. Debemos ir con cuidado con la relación emocional que establecemos con la comida. **¿Te parece razonable, por ejemplo, sentirte culpable por comerte otra galleta o sentir ansiedad y vergüenza después de disfrutar de una comida deliciosa?**

Como hemos visto, las emociones son sustancias químicas que corren por el sistema nervioso y nos impulsan a la acción. Podemos decir que son el puente entre los pensamientos y las acciones que determinan los resultados y configuran nuestra vida.

El problema aparece cuando las reprimimos. Por ejemplo, si nos han enseñado desde pequeñas que experimentar tristeza o ira es inaceptable, al creer que no debemos expresar esa emoción la reprimimos y acabamos explotando y acudiendo a la nevera.

Cuando reprimimos las emociones, el cuerpo va acumulando carga alostática, la cual, como el agua que busca su cauce en un río, querrá encontrar una salida: a veces comiendo, otras restringiendo alimentos, o bien gritando a quien menos se lo merece. El problema puede ser incluso más grave y acabar provocando una enfermedad mental o física.

Las emociones, insisto, necesitan descargarse, expresarse de algún modo. De lo contrario, buscarán la vía menos agradable para ti, que en la mayoría de los casos serán atracones para liberar la energía bloqueada. Cuando comemos, descargamos mucha tensión a través de la mandíbula. Esta descarga nos calma, pero no nos da lo que necesitamos.

Imagina, por ejemplo, a un bebé con su madre. Este rompe a llorar y su mamá, como no sabe qué le ocurre, le da el pecho. El bebé se relaja, pero pronto llora de nuevo porque, en realidad, lo que necesita en ese momento es que le cambien el pañal. Eso es lo que nos pasa cuando comemos durante los estados de ansiedad o cuando salimos a hacer deporte para reducir el estrés. Descenderá, nos calmará, pero no nos aportará lo que precisamos en ese momento.

Lo contrario a la ansiedad es la conexión y la confianza, no la calma.

Todas las emociones, desde la alegría hasta la tristeza, son parte de lo que nos hace humanos.

En este camino, te ayudaré a:

- **Conocer tus emociones:** Aprenderás a identificarlas, nombrarlas y comprender qué te están diciendo.

- **Regular tus emociones:** Descubrirás técnicas para manejar las emociones intensas y reducir su impacto en tu vida.

- **Aumentar tu resiliencia:** Te volverás más fuerte ante las adversidades y aprenderás a recuperarte más rápido de las situaciones difíciles.

- **Expresar tus emociones de forma saludable:** Aprenderás a comunicar tus sentimientos sin lastimarte a ti misma ni a los demás.

- **Convertir la ansiedad en tu aliada:** Descubrirás que la ansiedad puede ser una señal de que necesitas prestar atención a tus emociones y necesidades.

No hay emociones malas ni buenas, sino agradables o desagradables.

Todas tienen su importancia y pueden coexistir. Experimentamos algunas con mayor frecuencia que otras. Y, aunque no podemos controlarlas, sí podemos gestionarlas.

Por ejemplo, cuando decimos que estamos enamoradas, en realidad lo que hacemos es experimentar momentos de amor. Se trata de una emoción que se puede regular, como la rabia o la tristeza.

Imagínate una pareja, Marta y Guillermo. Llevan diez años de relación, se aman, pero están pasando por un mal momento. Ella ha entablado una estrecha amistad con un compañero de trabajo que le genera una emoción intensa.

En estos casos, la regulación emocional es básica, ya que Marta está en una relación de pareja monógama. Por tanto, deberá moderar la intensidad de la amistad y los momentos de amor hacia su compañero de trabajo si pretende ser fiel a su pareja.

Es importante reconocer y gestionar todas las emociones. Para aprender a hacerlo, primero debes saber qué las desencadena. Las emociones se generan a partir de un evento tanto interno como externo conocido como *trígger* o **disparador**. Este, a su vez, conduce a la formación de un pensamiento que da lugar a una emoción.

Los elementos que conforman las emociones son:

- **Evento desencadenante:** Una situación provoca el proceso emocional.

- **Pensamiento:** Es la interpretación del hecho, lo que pensamos frente a la situación.

- **Emoción:** La que experimentamos como resultado del pensamiento.

- **Cambio biológico y corporal:** Los cambios fisiológicos y expresiones que acompañan a la emoción, como la forma en que mostramos las emociones en el cuerpo y la cara.

- **Acción:** La respuesta o comportamiento resultante de la emoción.
- **Consecuencias:** Los resultados o efectos que se derivan de la acción.

En definitiva, imagina que las emociones son como olas en el mar. Un evento (una piedra que cae al agua) crea una ola (la emoción) que se expande y se transforma.

El tamaño y la fuerza de la ola dependen de cómo interpretamos el evento (el pensamiento). Al comprender este proceso, podemos aprender a surfear las olas emocionales en lugar de dejarnos arrastrar por ellas. A continuación te muestro dos ejemplos concretos de esta «secuencia de las emociones» relacionados con problemas con la comida.

Ejemplo 1 (secuencia de las emociones)

Evento desencadenante: «Me llama mi padre muchas veces, pero no puedo contestarle».

- **Pensamiento:** «Quizá le haya pasado algo y necesite mi ayuda».
- **Emoción:** Angustia, enfado y preocupación, emociones que derivan del miedo.
- **Cambio biológico y corporal:** La espalda y los hombros se encogen, y la cabeza se inclina hacia abajo por el cúmulo de emociones que sientes.
- **Acción:** Te quedas paralizada. Pasan cuatro horas y, cuando al final contactas con tu padre, tu cuerpo está cargado de tensión acumulada.

- **Consecuencias:** Vas casa, explotas y acabas descargando esa tensión atracando la nevera de una sentada.

Ejemplo 2 (secuencia de las emociones)

Evento desencadenante: «Navego por Instagram y veo fotos de comida saludable».

- **Pensamiento:** «Soy un desastre, lo estoy haciendo fatal».
- **Emoción:** Tristeza y rabia.
- **Cambio biológico y corporal:** Se te tensa la mandíbula.
- **Acción:** Respondes a las emociones comiendo o peleándote con tu marido.
- **Consecuencias:** Sientes culpa y pasas a una dieta aún más restrictiva.

9

Cómo cambiar las respuestas emocionales

Las emociones son como señales que nos envía el cuerpo. Estas señales se activan por algo que nos sucede (un evento) y por cómo pensamos en ello. Es importante entender que nuestras emociones son válidas, pero a veces pueden ser desproporcionadas respecto a la situación. Si somos conscientes de esto, las manejaremos mejor y evitaremos buscar consuelo en la comida.

La cultura y las experiencias de crianza influyen significativamente en la forma en que percibimos y expresamos las emociones. Los mensajes que recibimos de nuestros padres y de la sociedad en general sobre qué emociones son aceptables y cuáles no moldean la forma de relacionarnos con nosotros mismos. Esto puede llevar a la represión de ciertas emociones y a tener dificultades para validar nuestras experiencias emocionales.

Si esto pasa, tenemos muchas papeletas de acabar descargando esa carga alostática acumulada comiendo con ansiedad, incluso dándonos atracones.

EJERCICIO

Dedica unos minutos a observar y analizar lo que sucede con las emociones en tu familia (padres, hermanos, etc.) y en tu entorno directo, en particular en las personas con las que tengas mayor vínculo emocional.

- ¿Qué emociones se castran más?
- ¿Tú también las reprimes y te las «comes»? ¿Cómo lo haces?

Con todos estos apuntes ya podemos empezar a abordar la regulación emocional, un aspecto fundamental para evitar los atracones y desarrollar una relación más equilibrada con la comida.

Comer emocionalmente no solo es lícito, sino inevitable, tal como explicamos antes, pues como mamíferos siempre comeremos nutriemocionalmente. Sin embargo, no hay que recurrir a la comida como un refugio emocional cada vez que nos sintamos mal. Para evitarlo, tienes que autorregularte y aprender a lidiar de forma saludable con las emociones a través de su aceptación y su expresión, así como de la adopción de estrategias efectivas para manejarlas.

Existen varias formas de cambiar las respuestas emocionales. En este capítulo vamos a ver tres:

1. Verificación de los hechos.
2. Acción opuesta.
3. Resolución de problemas.

Verificación de los hechos: Consiste en plantearse una serie de preguntas sobre lo que estás sintiendo en un momento de alta emotividad y responderlas brevemente. Te propongo que lo hagas ahora.

EJERCICIO

- ¿Cuál es la emoción que quieres cambiar?
- ¿Qué ha provocado esa emoción?
- ¿Cuáles son tus pensamientos respecto a ese hecho?
- ¿Estás asumiendo una amenaza? ¿Cuál es la catástrofe que imaginas?
- ¿La emoción está justificada en intensidad y duración?
- ¿Es efectivo dejar salir tu emoción ahora?

Veamos un ejemplo. Imagina a una mujer a la que le da miedo comer pastel. El evento desencadenante de esa emoción ha sido una fiesta de cumpleaños en la que se ha encontrado con un delicioso pastel justo delante. Ha pensado que si come un pedazo de tarta, engordará. Por tanto, ha sentido una amenaza al pensar que se pondrá como una foca y no podrá dejar de comer.

Esto, a su vez, ha provocado un cambio biológico en forma de tensión corporal.

Como consecuencia de todo ello, la mujer ha decidido no ir a otras fiestas para evitar comer y ha limitado mucho su vida social. En este caso, la emoción que habría que cambiar, obviamente, es el miedo a comer y engordar. La mujer quiere librarse del miedo, sentirse libre de culpa, comer con tranquilidad y, por fin, sentir la paz con la comida, el cuerpo y la vida que se merece.

Siguiendo el esquema anterior, si te pregunto si la emoción se justifica en intensidad, seguramente llegarás a la conclusión de que sentir miedo a un nivel diez en este caso no está justificado. Reconoce que es desproporcionado respecto a la situación.

A continuación, imagina cómo enfrentarte a la situación. Por ejemplo, puedes comer una porción y experimentar placer sin que eso implique un aumento de peso. Entiende que, al comer una porción, no ganarás un peso significativo y podrás disfrutar de la tarta sin obsesionarte. Además, no te verás impelida a atracar la nevera en casa más tarde.

Acción opuesta: Se trata de actuar de manera contraria a lo que mandan los impulsos de acción, al menos hasta que disminuyan los pensamientos y las emociones asociados a la restricción alimentaria o la evitación. Se lleva a cabo si las emociones no están justificadas o la verificación de los hechos no es efectiva.

Siguiendo con el ejemplo anterior, dado que la emoción no está justificada en su intensidad, la mujer decide poner en práctica la acción opuesta. Se da cuenta de que el miedo le está haciendo evitar el pastel y disfrutar de esos momentos tan bonitos con amistades y familiares. Reconoce que esta emoción la lleva a alejarse y a estar alerta 24/7. Así que la acción opuesta al impulso es comer una porción de pastel.

Resolución de problemas: Cuando la emoción está justificada y se convierte en un problema, debes igualmente resolverlo.

Sigue estos pasos:

- Describe la situación problemática.
- Verifica los hechos para asegurarte de que has identificado el problema correctamente.
- Plantéate cuál es tu objetivo para resolver el problema.

- Haz una lluvia de ideas o de posibles soluciones.
- Elige una solución que se ajuste al objetivo y que pienses que tiene posibilidades de funcionar. Quizá te iría bien hacer una lista con los pros y contras. Cuando la tengas, decántate por la solución que te parezca mejor.
- Ponte en acción. Prueba.
- Evalúa los resultados. Si funciona, tienes el problema resuelto; si no, elige otra opción de la lista.

Ejemplo práctico de resolución de problemas

- **Descripción del problema:** A veces me da miedo hablar de ciertos temas con mi pareja porque luego tiendo a expresarme de forma agresiva y acabo recurriendo a la comida como válvula de escape.

- **Verificación de los hechos:** Efectivamente, evito hablar de ciertos temas con mi pareja para prevenir conflictos con él.

- **Objetivo:** Quiero aprender a comunicarme de forma asertiva con mi pareja y conmigo misma, es decir, desarrollar mis habilidades de asertividad.

- **Ideas para posibles soluciones:** Para mejorar esta situación, considero que podría ser útil tener una conversación serena con mi pareja en la que pueda expresar mis sentimientos de manera abierta y honesta. También podríamos establecer el acuerdo de que si la conversación se torna acalorada, nos tomaremos un tiempo para calmarnos y volver a conversar más tarde.

- **Solución elegida:** Retirarse si la conversación se tensa para poder retomar la conversación más tarde de forma más amable y constructiva.
- **Acción:** Me comprometo a implementar esta solución y a ponerla en práctica la próxima vez que necesite abordar un tema delicado con mi pareja.
- **Resultados:** Si esto soluciona el problema, genial. Si no, exploraré otras opciones.

La comida como vía de escape

Ahora que ya has visto qué pasos puedes seguir para regular tus emociones, te planteo un caso de no regulación emocional que suele producirse con frecuencia: los atracones como respuesta a la tristeza o, mejor dicho, a una mezcolanza de emociones.

Más adelante expondré otro tipo de atracones que no tienen nada que ver con las emociones o por lo menos muy poco. Son los atracones reptilianos, y son fisiológicos, por eso muchas acompañadas llevan años de terapia y aún no han resuelto sus problemas con los atracones. Así que quédate hasta al final del libro, donde revelo cómo abordarlos; estoy convencida de que esto marcará un antes y un después en tu relación con la comida y, sobre todo, si es el caso, con tus atracones.

Imagina a una mujer llamada Mireia. Mireia ha tenido un mal día en el trabajo porque su jefe la ha criticado delante de sus compañeros y después ha discutido con un amigo por teléfono. Se siente abrumada por la tristeza y la sensación de que las cosas no están yendo bien en su vida (normalmente siente una mezcolanza de varias emociones, como rabia y miedo).

En vez de afrontar y expresar sus emociones, Mireia recurre a la comida como vía de escape. Sabe que su comida reconfortante favorita es un gran tazón de helado. Piensa: «Un poco de helado me hará sentir mejor». La idea le ofrece un destello de alegría anticipada, aunque sea pasajera.

Comienza a comer el helado con avidez y se da cuenta de que no puede parar. Come más de lo que en un principio quería y lo hace muy rápido.

Cuando acaba, se siente aún peor que antes debido a la culpa y la vergüenza por haberse excedido con la comida. Lo que ha ocurrido es que Mireia no ha logrado regular sus emociones de tristeza de manera efectiva.

En vez de enfrentarse a ellas y expresar sus sentimientos, ha usado la comida como vía para distraerse momentáneamente de esas emociones desafiantes. Esto solo le ha proporcionado un alivio temporal y abierto la posibilidad de que se convierta en el inicio de un ciclo perjudicial de atracones, ya que la comida no aborda las raíces emocionales del problema.

Si desde pequeños nuestros cuidadores no nos enseñan a regular las emociones con ellos, *a posteriori* nos costará regularlas de forma autónoma y, por ende, nos convertiremos en una bomba de relojería.

No hay que evitar ni reprimir las emociones, pues todas son necesarias y dignas de ser sentidas. Cuanto más evites sentir, más compulsión tendrás por la comida, el sexo, las redes sociales u otras actividades frenéticas.

Puede ayudarte a elaborar un mapa personal de todas las situaciones incómodas de tu vida. Quizá te cueste poner límites a otra persona o tiendas a ser la salvadora de todo el mundo.

En ocasiones, tal vez incluso te resulte difícil mostrarte vulnerable y que vean que eres imperfecta.

Averigua qué situaciones suelen incomodarte o estresarte y, cuando las detectes, pregúntate si esa emoción está justificada en intensidad y en tiempo. Así reconocerás tu talón de Aquiles, verás qué situaciones se repiten y te causan malestar o incomodidad y podrás planificar una estrategia a fin de salir airosa y que ese hecho no acabe desembocando en atracones o ansiedad continua.

10

Transforma la ansiedad en libertad

Muchas personas viven la ansiedad como si fuera una prisión. A continuación voy a explicarte los cuatro pasos para transformarla en libertad y, por ende, reducirla en lo que se refiere a la relación con la comida.

He ido desarrollando estos pasos a través de mi experiencia propia y de las muchas personas con las que he trabajado durante más de una década.

Paso 1
Acepta la ansiedad como tu aliada

Cuando tienes síntomas físicos de ansiedad, es importante no forzar el cuerpo para que se relaje. Lo primero que debes pensar es que no estás mal ni eres un bicho raro, al contrario. Tu cuerpo no solo no está enfermo, sino que demuestra que funciona a la perfección, ya que cuando lo sometes a dietas obsesivas, tu cerebro percibe el peligro y se pone en modo hipervigilante.

El cuerpo tiene un sistema llamado homeostasis, que es la capacidad de mantenerse en equilibrio, y él solo va realizando acciones durante al día para lograrlo. ¿Te has preguntado alguna vez cuántas cosas hace el cuerpo sin que te des cuenta? Es muy importante que lo sepas, ya que la idea no es controlar el cuerpo, sino dejarlo a su aire y darle lo que necesita para que recupere el equilibrio.

Si estás todo el día con pensamientos de peligro, queriendo agradar a todo el mundo, con dietas, criticando tu cuerpo y mirándote en el espejo, cada vez sentirás más y más ansiedad, lo que aumentará la carga alostática en tu cuerpo, es decir, la dificultad del cuerpo para volver al equilibrio.

El cuerpo detecta una alerta al estar todo el día con Radio Miseria encendida. Esos pensamientos de autojuicio y desvalorización provocan emociones desagradables y *a posteriori* tu cuerpo reacciona a ellas. Si tu sistema nervioso se siente en peligro, te mantendrá en acción todo el día para que puedas atacar o huir.

Esos pensamientos de mierda hacia tu cuerpo y la comida son como si tuvieras un león todo el día detrás de ti. Lo que sucede es que te desconectas del cuerpo y este sigue acelerado para sobrevivir. Saca adrenalina y glucosa para defenderse y aumenta la carga de estrés. Cuando la carga es muy alta, el cuerpo te detiene mediante una crisis fisiológica o un ATRACÓN para descargar todo ese estrés acumulado. Cuando tenemos síntomas físicos, *ipso facto* nos asustamos (estresamos) y aumentamos aún más la carga alostática, o bien, si ya nos hemos dado el atracón, la CULPA y la vergüenza nos generan más ESTRÉS y, por tanto, mayor desconexión.

Con el CONTROL, solo encontrarás DESCONTROL.

Por eso es importante que, como primer paso, no te juzgues: tu cuerpo no está atrofiado y no te falta fuerza de voluntad. Simplemente se pone en alerta y lo hace de forma muy sabia, para sobrevivir. Lo primero que debes saber, por tanto, es que el cuerpo y la ansiedad son tus aliados para recuperar el equilibrio.

Paso 2
Siente las emociones

Tómate descansos a lo largo del día para sentir tus emociones y tus sensaciones. Si no las atiendes cuando todavía son pequeñas, llegará la noche y sentirás la necesidad imperiosa de descargar la tensión. ¿Y cómo lo harás? Exacto, con la comida.

Agenda pausas o descansos para sentirte bien, y, si tu cuerpo siente ansiedad, acéptala.

¡Ojo! **ACEPTAR NO ES RESIGNARSE, sino dejar de luchar, ya que es imposible bajar decibelios a tu ansiedad si estás en guerra contigo misma.** Aceptar que tu cuerpo siente ansiedad es darle contención y espacio. Recuerda que el síntoma tiene un mensaje, así que deja de luchar y haz las paces con él. Te invito a que sientas la tensión, el dolor, el malestar, el mareo o el dolor de estómago. Tómalos, acógelos y abrázalos. ¡Ahí está el truco de este paso!

Si sientes tu cuerpo, podrás autorregularlo, ya que prestarás atención a los efectos del sistema nervioso simpático de huida y ataque y, por homeostasis, el sistema se autorregulará. A algunas personas les cuesta más que a otras detectar sus emociones y aceptarlas. Aunque son algo natural y necesario, a mucha gente le cuesta contactar con ellas, tal vez a causa de algún tipo de trauma.

El trauma puede dificultar la conexión con nuestras emociones y la forma en que experimentamos el mundo. Cada experiencia involucra tres componentes:

- Sentir (sensaciones físicas)
- Percibir (interpretación de las sensaciones)
- Y actuar (respuesta a la experiencia)

El trauma puede afectar estos tres componentes, distorsionando nuestra percepción, limitando nuestras respuestas y dificultando la conexión con nuestras sensaciones corporales.

Para superar un trauma es crucial integrar estos tres componentes, lo que implica reconectar con las sensaciones físicas y procesar la experiencia de manera completa. Sin embargo, este proceso puede ser complejo y abrumador.

Es importante buscar el apoyo de profesionales especializados en trauma, quienes pueden brindar las herramientas y el acompañamiento necesarios para sanar de manera segura y efectiva. Ellos te ayudarán a reconectar con tu cuerpo, procesar las emociones difíciles y desarrollar estrategias de afrontamiento saludables.

Si una experiencia compleja no se procesa correctamente, es probable que una o más de estas tres acciones no se integren. Y para trascender el trauma es necesario integrarlas, lo que significa aunar la experiencia.

Conectar con el sentir es fundamental para el proceso. Solo a través del cuerpo se puede resolver la experiencia. Permitirse sentir las emociones y reajustar la percepción de lo sentido es crucial para la sanación. Si no te ves capaz de hacerlo por tu cuenta, pide ayuda a un profesional.

Imagina que tus emociones son como un río. El trauma puede crear muros de contención que bloquean el flujo natural de este río. Para sanar, debes encontrar alguna compuerta en el muro de contención y permitir que el agua fluya nuevamente. Esto implica conectar con tus sensaciones físicas, desafiar tus creencias limitantes y desarrollar nuevas formas de responder a las situaciones.

> ### Cómo se relaciona el trauma con la ansiedad por la comida
>
> - **Desconexión cuerpo-mente:** El trauma puede generar una disociación, es decir, una desconexión entre nuestras sensaciones físicas y nuestras emociones. Esto dificulta identificar y expresar el hambre o la saciedad, y lleva a patrones de alimentación disfuncionales.
>
> - **Uso de la comida como mecanismo de afrontamiento:** Cuando experimentamos un trauma, buscamos formas de aliviar el dolor emocional. Algunas personas recurren a la comida como una manera de automedicarse, ya sea para sentirse mejor o para adormecer emociones dolorosas.
>
> - **Imagen corporal distorsionada:** El trauma puede llevar a una percepción negativa del cuerpo. Al asociar el cuerpo con experiencias dolorosas, se puede desarrollar una imagen corporal distorsionada y una obsesión por el control del peso.
>
> - **Perfeccionismo y búsqueda de control:** Las personas que han experimentado traumas a menudo buscan el control en diferentes áreas de su vida, incluyendo la alimentación. El control sobre la comida puede brindar una falsa sensación de seguridad y poder.
>
> - **Ansiedad generalizada:** El trauma puede generar una ansiedad generalizada que se manifiesta de diversas

formas, incluyendo la preocupación excesiva por la comida.

- **Cambios neurobiológicos:** El trauma puede provocar cambios en el cerebro, incluyendo la alteración de los sistemas de recompensa y estrés, lo que puede influir en la relación con la comida.

- **Respuesta de lucha o huida:** El trauma puede activar la respuesta de lucha o huida, y liberar hormonas del estrés como el cortisol. Estas hormonas pueden alterar el apetito y los patrones de alimentación.

- **Microbiota intestinal:** Investigaciones recientes sugieren que el trauma puede alterar la microbiota intestinal, lo que a su vez puede influir en la salud mental y la relación con la comida.

En el caso de la ansiedad por la comida, debes igualmente parar, sentir, descargar esa energía y preguntarte: «¿Qué necesito realmente?».

Paso 3
Descarga las sensaciones

Una vez que sientas la tensión y conectes con ella, llega el momento de descargar la sensación. ¿Cómo? Existen muchas formas: llorando, gritando, meditando, haciendo ejercicio, etc. En el siguiente capítulo, «Cien claves para reducir la ansiedad por la comida», descubrirás muchas más.

Lo importante es ir probando hasta encontrar lo que te funciona en cada momento. Las recomendaciones que te hagan otras personas no siempre te funcionarán. Eso no significa que no sean efectivas, simplemente no lo son para ti. **Mediante el autoconocimiento y el ensayo-error, irás descubriendo los métodos que te funcionan. Aplícalos cuando te topes con esas sensaciones incómodas. De este modo, el cuerpo, por sí solo, te llevará a la relajación.**

Paso 4
Date prioridad

Liberada la tensión, ha llegado el momento de que te priorices. ¡Date lo que necesitas! Igual que ocurre en el paso 3, no todas las personas necesitan lo mismo después de descargar sus sensaciones. Escúchate y pregúntate: «¿Qué necesito ahora? ¿Qué me apetece hacer en este momento?».

Para cada persona es diferente. Unas quizá necesiten dormir, relajarse, hidratarse, leer un libro… Otras tal vez hacer estiramientos, pintar o escuchar música, por ejemplo.

Cuando nos priorizamos y escuchamos con estos ejercicios, sin darnos cuenta estamos implementando emociones agradables, o lo que vendría a ser lo mismo, ¡estamos haciendo détox de pensamientos negativos! (Volveremos más adelante a hablar sobre los pensamientos negativos).

En resumen, las dietas, el control con la comida, la crítica interna y la evitación de las emociones nos generan un estado de alerta en el sistema nervioso durante todo el día. El miedo se convierte en la emoción predominante, y vivimos 24/7 con un león en la nuca. Por eso es importante que sigas estos cuatro pasos.

**Permítete sentir las emociones,
descargarlas y priorizarte.**

Concédete todo lo que necesites en ese momento desde la máxima transparencia y sinceridad contigo misma. Si vives desconectada de tu sentir, de tus emociones y de tu cuerpo, ha llegado el momento de CONECTARTE. Recupera tu brújula emocional y vuelve a activar todos tus anhelos.

11

Cien claves para reducir la ansiedad por la comida

Ahora que ya conoces los cuatro pasos para reducir la ansiedad, ha llegado el momento de que crees tu **kit de herramientas para descargar tus emociones**. La idea es que vayas anotando las que se ajusten a tus necesidades y preferencias.

En este capítulo te daré muchísimos recursos para que puedas librarte de todas esas emociones encalladas, somatizadas, no expresadas o tragadas. En definitiva, ampliaremos el paso 3 para reducir la ansiedad a fin de que mejores tu forma de gestionar las emociones y, por ende, para reducir tu ansiedad por la comida.

Estas técnicas te permitirán iniciar un proceso para reducir la carga alostática que acumulas en el cuerpo. La idea es que las practiques sin expectativas, ya que si pretendes dejar de sufrir y que tu ansiedad desaparezca por completo y de forma inmediata, no funcionará. Tal vez la calma no llegue o algunas técnicas te resulten molestas o desagradables. Y ahí está la dificultad: soltar el control, pasar por el sentir y descargar la tensión acumulada pero sin la intención de eliminar el malestar o la ansiedad de forma inmediata.

El dolor y la incomodidad existe para todos, pero debes darte permiso para atravesarlos. Si lo haces, a la larga y con la práctica obtendrás resultados increíbles.

Muchos de estos ejercicios o técnicas van destinados a mejorar el funcionamiento del nervio vago, que influye directamente sobre la relajación y la salud en general.

Un tono vagal bajo se relaciona con diversos síntomas y trastornos como estreñimiento, metabolismo lento, depresión, diabetes, trastornos de ansiedad, problemas digestivos o migrañas, entre otros. Por eso es importante tonificar el nervio vago y mantenerlo en equilibrio.

Optimizar su funcionamiento contribuye a fortalecer las defensas contra el estrés, acelera la relajación postestrés y afecta de forma positiva a la digestión, el metabolismo y la asimilación de nutrientes.

Es necesario que leas este capítulo con la mente abierta y sin prejuicios. Y que vayas probando. Ya sabes que:

Sin acción, no hay transformación.

Muchas herramientas de la lista tal vez no te funcionen, pero mediante el ensayo-error descubrirás cuáles son óptimas para ti y podrás aplicarlas cada vez que te encuentres con esas sensaciones incómodas. Lograrás, así, que el cuerpo se relaje por sí mismo.

Una última advertencia: estas técnicas sirven para aprender a descargar las tensiones, pero, en caso de trauma, debes trabajarlo de forma paralela en terapia.

Ahora sí, ¡vamos con las cien maneras de reducir la ansiedad por la comida!

1. Abrazar a alguien. Seguro que, en un momento de angustia, estrés o dolor, un abrazo te ha reconfortado. Pero ¿por qué un gesto aparentemente tan sencillo puede reportar tanto alivio? ¿Por qué los abrazos reconfortan?

Lo cierto es que un abrazo es mucho más que eso. Es una muestra de amor y cariño, un «aquí estoy» donde las palabras no son necesarias. Y eso —el calor humano, el contacto con el otro— nos hace sentir bien.

Los seres humanos somos seres sociales por naturaleza. Necesitamos de los demás para sobrevivir y desarrollarnos. La interdependencia implica reconocer que estamos conectados unos con otros y que nuestras acciones afectan a los demás y viceversa.

El abrazo es una expresión tangible de esta interdependencia, un reconocimiento de que necesitamos de los demás y que ellos necesitan de nosotros.

Cuando abrazamos a alguien y sentimos ese abrazo, liberamos oxitocina, la hormona encargada de hacernos sentir placer, entre otras funciones. La oxitocina hace que la presión arterial se regule, por lo que los abrazos nos reconfortan a nivel emocional, pero también a nivel físico, lo que a su vez impacta en nuestro bienestar. Un abrazo nos da placer, nos permite superar conflictos, nos calma, nos ayuda a estrechar vínculos y, por último, nos aporta seguridad.

Busca alguien a quien puedas abrazar, al menos durante un minuto al día.

2. Acudir a blogs, redes sociales y webs de apoyo. Te invito a que me sigas en Instagram (@miriamnutriemocional) o en mi canal de YouTube Miriam Salinas Gascón y te unas a mi comunidad ATRÉVETE A COMERTE LA VIDA. Suelo compartir contenido que te será muy útil y podremos interactuar.

3. Recibir acupresión. Este antiguo método chino consiste en ejercer presión sobre una zona del cuerpo utilizando los dedos o algún dispositivo. Aunque no tengas idea de medicina china o acupuntura, te recomiendo que cuando puedas te descalces y te masajees los pies. Déjate llevar por tu intuición.

4. Acurrucarte y leer un cuento. Crea un espacio cálido y trátate como si fueras tu propio hijo, sobrino o nieto. Acúnate, toma contacto con tu cuerpo y date el cariño que tanto estás necesitando. El hecho de contarte un cuento también te ayudará a distraerte, a escapar de la realidad por un tiempo y sumergirte en un mundo nuevo.

5. Adoptar la postura de arraigo. La postura de arraigo o *grounding* es una técnica de meditación que te ayuda a conectar con el presente y a sentirte más estable y centrada. Voy a explicarte cómo realizarla paso a paso:

- **Arraigo inicial:** Erguida, coloca los pies paralelos a la altura de los hombros y alineados por la parte exterior, con las puntas hacia dentro. Siente cómo los pies conectan con el suelo y cómo la energía de la tierra sube por las piernas.

- **Arco diafragmático:** Imagina tu cuerpo como un arco que se tensa para lanzar una flecha. Este ejercicio te ayudará a desbloquear el cuerpo y la respiración, permitiendo que la energía fluya con libertad.

- **Toma de tierra:** En esta etapa, afianza los pies en el suelo y mueve la energía corporal. Puedes visualizar que cualquier tensión o estrés se drena hacia la tierra.

- **Arraigo final o escucha corporal:** Escucha las sensaciones de tu cuerpo y amplía tu presencia. Mantente en esta postura el tiempo que consideres necesario, sintiéndote en conexión con el entorno y contigo misma.

Es importante que realices estos ejercicios en un lugar tranquilo donde te sientas relajada y evites las interrupciones. Si es posible, hazlos al aire libre para conectar con la naturaleza.

La práctica regular de la postura de arraigo puede darte una mayor conciencia corporal, reducir el estrés y aportar la sensación de estabilidad emocional.

6. Adoptar una postura de poder. Las posturas de poder son posiciones corporales que proyectan confianza y autoridad. Suelen ser expansivas y abiertas: ocupan más espacio y transmiten la sensación de control y seguridad. Por ejemplo, mantener la cabeza alta, los hombros hacia atrás y las manos en las caderas son características de una postura de poder.

Diversas investigaciones sugieren que adoptar estas posturas puede no solo cambiar la percepción que tienen los demás de nosotros, sino influir en nuestros niveles de testosterona y cortisol, hormonas asociadas con la confianza y el estrés, respectivamente.

Utilizar las posturas de poder de forma consciente puede ser una herramienta útil para aumentar la autoconfianza ante situaciones desafiantes, como una entrevista de trabajo o una presentación pública.

7. Dar las gracias. La práctica de la gratitud puede tener muchos beneficios para el bienestar físico y psicológico. Estos son algunos científicamente probados:

- **Fomenta nuevas relaciones:** Agradecer puede ayudarte a conseguir nuevos amigos y fortalecer las relaciones existentes.

- **Mejora la salud física:** Las personas agradecidas tienden a experimentar menos dolores y a cuidarse más, lo que puede contribuir a una mayor longevidad.

- **Mejora la salud psicológica:** La gratitud puede aumentar el bienestar y reducir la depresión al disminuir las emociones tóxicas como la envidia y el resentimiento.

- **Aumenta la empatía y reduce la agresión:** Ser agradecido puede conducir a un comportamiento más prosocial, incluso frente a la negatividad de otros.

- **Mejora la calidad del sueño:** Escribir un diario de gratitud antes de dormir puede ayudarte a descansar mejor.

Practicar la gratitud es una forma poderosa de transformar tu actitud negativa en positiva, y es tan simple como reconocer y apreciar las cosas buenas de la vida. No es positivismo tóxico, sino pasar de los pensamientos negativos a pensamientos más realistas.

8. Aplaudir fuerte para descargar tensión o rabia. En ocasiones acumulamos conversaciones tensas, discusiones u otras situaciones en las que no podemos expresar nuestras opiniones de forma asertiva, lo que hace que acumulemos tensión y rabia. Necesitamos sacar esa rabia acumulada.

9. Apretar una pelota con las manos.

10. Aromaterapia. Se usan aceites esenciales de plantas para mejorar el equilibrio de la mente, el cuerpo y el espíritu. El sentido del olfato está conectado directamente con el sistema límbico, la parte del cerebro que controla las emociones, la memoria y la motivación. Cuando inhalamos aceites esenciales, las moléculas aromáticas estimulan los receptores olfativos, enviando señales al sistema límbico que pueden desencadenar respuestas fisiológicas como la disminución del ritmo cardiaco, la presión arterial y la frecuencia respiratoria. Estas respuestas fisiológicas promueven una sensación de relajación y bienestar.

11. Arroparte con una manta. Arropar a los niños es una práctica común que suele asociarse con el cuidado y el cariño. Si te arropaban cuando eras pequeña, es posible que asocies la sensación de una manta con el amor y la seguridad de tus padres o cuidadores.

No todos experimentan la misma sensación de relajación al arroparse. A algunas personas les parece que la manta es demasiado pesada o calurosa, o que les impide moverse con libertad. Te recomiendo que experimentes con diferentes tipos de mantas, para encontrar la que mejor se adapte a tus necesidades, y en diferentes momentos del día, como antes de acostarte o cuando te sientas un poco estresada. Puede ser una forma sencilla y efectiva de relajarte y mejorar tu bienestar.

12. Darte un automasaje.

13. Bailar para descargar las emociones. Aquí tienes algunos consejos para aprovechar al máximo los beneficios de bailar sin sentido:

- Pon música que te guste y te haga sentir bien.
- Baila en un lugar donde te sientas cómodo y puedas moverte libremente.

- No te preocupes por los pasos o la coreografía, simplemente muévete como te apetezca.
- Cierra los ojos y concéntrate en la música y en tu cuerpo.
- Deja que la música te guíe y te permita expresar tus emociones.
- Diviértete y disfruta del momento.

Bailar es una actividad para todos, sin importar la edad, el sexo o el nivel de habilidad. No tengas miedo de probarla y descubrir los beneficios que te puede aportar.

14. Caminar.

15. Recitar mantras. Repetir un mantra tiene como objetivo aquietar la mente y alcanzar un estado de paz interior. Para algunos, los mantras tienen un significado espiritual que puede profundizar la conexión con su fe o creencia.

Esta conexión puede proporcionar sentimientos de paz, propósito y pertenencia, lo que contribuye a la relajación y el bienestar. Algunos ejemplos de mantras que te anclan a un buen estado emocional podrían ser:

- «**Soy paz, soy amor, soy luz**». Este mantra te recuerda tu poder interior.
- «**Inhalo calma, exhalo tensión**». Este mantra te ayuda a liberar el estrés y la ansiedad, y a cultivar la serenidad.
- «**Estoy agradecida por todo lo que tengo en mi vida**». Este mantra te ayuda a cultivar la gratitud y apreciar las bendiciones que te rodean.

- «Soy fuerte, soy capaz, soy valiente». Este mantra te empodera y te recuerda tu capacidad para superar cualquier desafío.
- «Acciono, suelto el resultado y confío».
- «Estoy en el camino de tener una relación con mi cuerpo y comida saludable física y mentalmente».

16. Cerrar los ojos y nombrar las sensaciones corporales. Promoverás así la...

- **Conciencia corporal (*mindfulness*):** Prestar atención a las sensaciones corporales es una forma de *mindfulness* o atención plena. Estudios han demostrado que la práctica del *mindfulness* reduce la actividad de la amígdala, región cerebral asociada al estrés y la ansiedad, y aumenta la actividad de la corteza prefrontal, relacionada con la regulación emocional y la atención.
- **Liberación de tensiones musculares:** Al tomar conciencia de nuestro cuerpo, podemos identificar áreas de tensión muscular y relajarlas conscientemente. Esto contribuye a crear una sensación general de relajación física y mental.
- **Estimulación de la producción de endorfinas:** La atención plena y la relajación profunda pueden estimular la liberación de endorfinas, neurotransmisores que actúan como analgésicos naturales y generan una sensación de bienestar.

17. Ponerte un antifaz con semillas o gel sobre los ojos:

- **Reduce la estimulación visual:** Al bloquear la entrada de luz, disminuye la actividad del sistema visual y la corteza cerebral asociada, y esto permite que el cerebro descanse y se enfoque en procesos internos.

- **Activa el sistema nervioso parasimpático:** La oscuridad promueve la liberación de melatonina, hormona que induce la relajación y el sueño. Además, reduce la actividad del sistema nervioso simpático, responsable de la respuesta de «lucha o huida».

- **Facilita la concentración:** Al eliminar distracciones visuales, mejoran la atención y la concentración en sensaciones internas, pensamientos o meditaciones, lo cual induce un estado de calma.

18. Colocar una bolsita de semillas caliente o helada en la sien, los ojos, el cuello, la espalda o el abdomen. El calor aumenta el flujo sanguíneo y relaja los músculos, mientras que el frío reduce la inflamación y adormece la zona.

19. Colorear. La concentración en los detalles del dibujo y la elección de colores ayuda a enfocar la mente en el presente. Esto reduce el flujo de pensamientos y preocupaciones, y promueve un estado de calma y tranquilidad.

20. Crear un kit de autocuidado con herramientas para momentos de crisis. El kit puede contener, entre otras cosas, música que suba tu energía, fotos graciosas, frases poderosas, cartas con instrucciones sobre qué hacer, etc.

21. Apagar la luz y cerrar los ojos para descansar unos minutos. A través de la vista recibimos muchísimos *inputs* que no nos suman, sino que nos perturban. Cuando apagamos la luz, podemos centrarnos más y mejor en las sensaciones, las emociones, los deseos y los anhelos.

22. Apretar plástico de burbujas. Apretar algo con las manos ayuda a ir sacando del cuerpo las tensiones acumuladas.

23. Escribirte una nota o grabarte un mensaje. Puede ser un mensaje de ánimo con instrucciones sobre qué hacer en momentos de crisis. Escúchalo o léelo siempre que lo necesites. Escribirte una nota o grabarte un mensaje a ti misma puede ser una herramienta valiosa en terapia o incluso mientras lees mi libro, por varias razones:

- Refuerzo positivo y motivación: Al crear un mensaje de ánimo, estás proporcionándote un recordatorio tangible de tus fortalezas y capacidades. Esto puede ser especialmente útil en momentos de duda o dificultad porque te recuerda que eres capaz de superar los desafíos. Las instrucciones sobre qué hacer en momentos de crisis te brindan un plan de acción concreto, lo que reduce la sensación de impotencia y te ayuda a sentirte con más control.

- Conexión contigo: Al escribir o grabar el mensaje, estás dedicando tiempo a reflexionar sobre tus necesidades y emociones. Esto fomenta la autoconciencia y la conexión con tu yo interior.

  Escuchar o leer el mensaje en momentos de necesidad te permite reconectar con esa parte de ti que se preocupa por tu bienestar, y te proporciona consuelo y apoyo.

- **Refuerzo de las estrategias terapéuticas:** El mensaje puede incorporar técnicas o estrategias aprendidas en terapia o incluso leyendo este libro, como ejercicios de respiración, visualización o afirmaciones positivas. Esto te permite acceder a ellas fácilmente cuando las necesites.

  Mientras lees mi libro, puedes integrar los conceptos y herramientas que estás aprendiendo, grabártelos para luego aplicarlos en tu propia vida de una manera más personal y significativa.

- **Accesibilidad y conveniencia:** Tener una nota o grabación a mano te permite acceder a un mensaje de apoyo en cualquier momento y lugar, incluso cuando no puedes hablar con tu terapeuta o alguien de confianza. La posibilidad de escuchar el mensaje varias veces refuerza su impacto y te permite internalizar las palabras de aliento y las instrucciones.

> Chicas, para mí es superimportante que os sintáis cómodas y acompañadas en este viaje. Y esto va para todas, ya sea que estéis en terapia conmigo o simplemente leyendo mi libro. ¡Sabed que podéis contactarme cuando queráis!
>
> A veces el pasado nos hace desconfiar y nos cuesta abrirnos, pero estoy aquí para crear algo diferente con vosotras, una relación basada en la confianza y la cercanía. ¡Juntas podemos lograrlo!
>
> Reconstruir la confianza lleva tiempo, y poder comunicarte conmigo libremente, incluso fuera de las sesiones, es un paso importante en ese camino. Juntas, podemos trabajar para «reprogramar» esos vínculos dañinos y crear nuevas formas de relacionarte, tanto

conmigo como con los demás. No dudes en escribirme cuando sientas la necesidad. Estoy aquí para escucharte, apoyarte y ayudarte a sanar.

24. Conectar con tus sentidos. Detecta un sabor en tu boca, dos aromas que puedas oler, tres sonidos que seas capaz de escuchar, cuatro sensaciones que puedas percibir (texturas, temperaturas, pesos, etc.) y cinco colores que puedas ver.

25. ¡Transforma tu estado en un instante con la Tríada del Cambio! ¿Te sientes atrapado en un estado de ánimo negativo o ansioso? Recupera el control con esta sencilla técnica:

- **Conecta con tu respiración:** Cierra los ojos y siente cómo el aire entra en tu nariz y luego sale. Toma conciencia de cada inhalación y exhalación, sin juzgar. Este simple acto te ayudará a anclarte en el presente y a calmar tu mente.

- **Redirige tu atención:** ¿En qué estás pensando? Identifica esos pensamientos que te generan malestar y, con suavidad, dirige tu atención hacia algo agradable o neutral; puedes evocar un recuerdo feliz, observar los detalles de tu entorno o concentrarte en una palabra o frase que te inspire.

- **¡Muévete!** Levántate, estírate, cambia de postura de forma radical: si estás sentado, ponte de pie; si estás de pie, da un pequeño paseo. Sacude el cuerpo, baila o simplemente adopta una postura más erguida y abierta. El movimiento físico te ayudará a liberar la tensión y a cambiar de perspectiva.

Con esta poderosa tríada, aplicando las tres acciones, cambiarás tu estado emocional de forma rápida y efectiva. ¡Practica con frecuencia y descubre su increíble poder!

26. Correr.

27. Crear un mural de sueños. Plasma en él la vida que deseas y obsérvalo. Puede relajarte al focalizar tus objetivos, aumentar tu motivación, mejorar tu claridad mental, reducir el estrés y proporcionarte una sensación de paz.

28. No hacer. También puedes darte permiso para sentir la emoción sin actuar.

29. Verbalizar lo que deseas, piensas o necesitas. Deja de tragarte las cosas.

30. Dibujar. A diferencia de colorear, en este caso se trata de dibujar libremente lo que te apetezca.

31. Anotar cómo te sientes. Elige el formato que prefieras:

- Diario: un espacio personal para plasmar tus emociones sin filtros.
- Cartas: escribe a alguien expresando tus sentimientos. No es necesario que envíes las cartas.
- Poesía o prosa: usa la creatividad para expresar emociones complejas.
- Cuento o relato: crea una historia que refleje tus emociones y vivencias.

El objetivo de la escritura puede ser:

- Liberar emociones.
- Expresar tu manera de sentir sin censura para desahogarte.
- Procesar esas emociones.
- Reflexionar sobre lo que sientes y por qué.
- Encontrar soluciones o respuestas a tus problemas emocionales.
- Analizar tus experiencias para crecer como persona.
- Aprender de tus emociones.

Una serie de consejos para escribir:

- Hazlo sin filtros.
- No te preocupes por la gramática o la ortografía.
- Sé honesta contigo misma: expresa tus emociones reales.
- Sé específica: describe con detalle lo que sientes y por qué.
- Utiliza todos tus sentidos: incorpora imágenes, sonidos, olores y sabores en tu escritura.
- Escribe con regularidad: dedica un tiempo diario o semanal a escribir.

32. Escribir un blog o grabar un videoblog. Está relacionado con lo anterior, pero en este caso para compartirlo. Puedes explicar tu experiencia con la comida y el cuerpo.

33. Redactar una carta a la ansiedad/tristeza. Pregúntale qué necesita de ti.

34. Utilizar audios de hipnosis.

35. Acudir a las páginas de este libro para sentir apoyo en momentos de crisis.

36. Oír música o crear una lista de Spotify para la emoción que quieras descargar o provocar.

37. Escuchar pódcast o conferencias motivacionales. Encontrarás muchas en las plataformas y en YouTube. Te pueden ayudar a comprender tu estado. Recomiendo encarecidamente las de Elva Abril, Elma Roura, Joan Garriga, Laín García Calvo, Johnny Abraham, David Corbera, Lewis Howes, Yvonne Laborda y muchos otros terapeutas, psicólogos e inspiradores que me han acompañado estos años.

38. Oír el sonido de una fuente o de agua correr.

39. Gesticular. Abre la boca para liberar tensión en la mandíbula. Tensa y relaja la frente, cierra y abre los ojos, etc.

40. Gritar las palabras «sí» o «no». La indecisión y la ambigüedad pueden generar estrés y ansiedad. Tomar una decisión clara, incluso si es difícil, puede reducir estos sentimientos y proporcionar una sensación de calma.

41. Charlar con alguien en quien confíes.

42. Hablar contigo frente al espejo. Pregúntate: «¿Qué necesito? ¿Qué puedo hacer por mí?».

43. Practicar ejercicio. Bailar o caminar, por ejemplo, te ayudará a liberar la tensión con la que cargas.

44. Hacer gárgaras con agua fresca. El acto de hacer gárgaras implica movimientos suaves de los músculos de la garganta y el cuello, lo que puede ayudar a liberar tensiones y promover la relajación.

45. Realizar la meditación de amor bondadoso o *metta bhavana*. La meditación reduce el estrés y la ansiedad, mejora la concentración y la memoria, y aumenta la autoconciencia. En concreto, algunos estudios científicos demuestran que la meditación del amor bondadoso aumenta la satisfacción vital, reduce la autocrítica, fomenta la conexión social, cultiva el interés por las necesidades de otros y favorece las emociones positivas. Escríbenos a miriamsalinasgascon@gmail.com y te enviaremos esta y un pack de meditaciones que te servirán para tu KIT DE AUTOCUIDADO.

46. Hacer manualidades. Por ejemplo joyería, bisutería, cerámica, *collage*, *scrapbooking*, etc.

47. Realizar mudras. Los mudras son una práctica ancestral que ha sido utilizada durante siglos en diversas culturas para canalizar y equilibrar la energía vital. Son gestos simbólicos realizados con las manos que, al conectar ciertos puntos energéticos del cuerpo, pueden influir en nuestro estado físico, mental y emocional.

Se cree que al realizar mudras se estimulan ciertos puntos de presión y canales energéticos (*nadis*) en las manos, lo que a su vez influye en el flujo de energía a través del cuerpo. Cada mudra tiene un significado y propósito específico, y se relaciona con diferentes aspectos de la vida, como la salud, la concentración, la creatividad y la espiritualidad.

Estos son algunos mudras comunes y sus beneficios:

- **Gyan mudra:** Une el dedo índice y el pulgar. Mejora la concentración y la claridad mental.
- **Prithvi mudra:** Une el pulgar y el dedo anular. Ayuda a enraizar y estabilizar.
- **Apana mudra:** Une el pulgar con el dedo meñique. Estimula la digestión y elimina toxinas.
- **Vayu mudra:** Une el pulgar con el dedo medio. Calma la mente y reduce la ansiedad.

En el caso de que no recuerdes qué función tiene cada uno, te aconsejo simplemente que juntes el dedo gordo (pulgar) con cada uno de los otros, y pongas la intención y dirección en aquello que anheles. A veces la presencia y el poder del aquí y el ahora es lo más importante en estas dinámicas.

48. Hacer respiraciones diafragmáticas. Inspira poco a poco por la nariz y espira por la boca utilizando el diafragma y los músculos abdominales.

49. Elaborar una lista de situaciones, acciones y formas de pensar que te han ayudado a estar mejor durante tu proceso terapéutico. Este punto es clave para que tus avances se anclen, y la transformación y recuperación sean un hecho.

50. Hacer una lista de tareas pendientes y priorizarlas.

51. Anotar en una lista lo que te hace sentir bien y leerla cuando lo necesites.

52. Seguir una meditación guiada. En la escuela online «Atrévete a comerte la vida» tenemos *packs* de meditaciones que pueden ayudarte.

53. Permitirte una pataleta o berrinche como si fueras una niña pequeña.

54. Inhalar profundamente y, al exhalar, emitir un «¡aaah!» para liberar la energía.

55. Jugar con plastilina.

56. Jugar a un juego de habilidad. Puede ser el Tetris, el solitario o un juego de mesa con otras personas. ¡Los puzles me relajan muchísimo!

57. Lanzar puñetazos o patadas al aire.

58. Lavarte la cara con agua fría.

59. Leer frases poderosas vinculadas simplemente al proceso de sanación con tu cuerpo y comida.
Por ejemplo:

- Esa voz de tu cabeza que te dice que eres mejor si comes menos es una mentirosa.
- Rompe el círculo del perfeccionismo.
- No cuentes calorías, no compares, no compenses.
- Tu cuerpo no es el enemigo, sé amable con él.
- Todos los cuerpos son dignos; el tuyo también.

- El ejercicio es una medicina para tu mente, no un castigo para tu cuerpo.
- Una obsesión por la salud es solo eso, una obsesión, no salud.
- La vida cambia y tu cuerpo también.
- Eres un ser vivo. Tú también mereces amor y respeto.
- En lugar de pensar en todo lo que no eres, piensa en todo lo que eres.
- Come y olvida.
- Es normal tener miedo.
- La vida es demasiado corta para estar contando calorías todo el día.

60. Autocuidarse. Hacerte la manicura, la pedicura o algún autocuidado, como un masaje relajante.

61. Observar la naturaleza. La naturaleza nos relaja porque nos proporciona un entorno que favorece la reducción del estrés, la calma mental y el bienestar general. Es un recurso valioso para contrarrestar los efectos negativos de la vida moderna y reconectar con nosotros mismos y con el mundo que nos rodea.

62. Observar tus antojos. Al hacerlo, pregúntate: «¿Por qué se me antoja este alimento en concreto? ¿Qué significa para mí? ¿Qué necesito en realidad?».

63. Observar tus pensamientos y cuestionártelos. Si tienden a ser negativos, intenta describir la situación real.

64. Mirarte en el espejo, a los ojos, y sonreír pueden mejorar:

- Tu autoestima y autoconfianza: Al sonreírte a ti mismo, estás reconociendo tu valor y aceptándote tal como eres. Esto puede fortalecer tu autoestima y confianza en ti misma.

- Y tu estado de ánimo: La sonrisa, incluso si es forzada al principio, puede desencadenar la liberación de endorfinas, las hormonas de la felicidad, lo que mejora tu estado de ánimo y te hace ser más positiva.

65. Orar. La oración, independientemente de tus creencias religiosas, puede brindarte una sensación de conexión con algo más grande que tú. Esta conexión puede generar una sensación de paz y dar perspectiva, lo que aliviará el estrés y la ansiedad de la vida cotidiana.

66. Ordenar y limpiar un espacio. Un espacio limpio y ordenado puede ser más tranquilo y relajante que uno desordenado. El orden reduce la estimulación visual y auditiva, lo que puede ayudar a calmar la mente y el cuerpo.

67. Pasar tiempo con tu mascota.

68. Pintar.

69. Pisotear con fuerza.

70. Planear un fin de semana o unas vacaciones. Pueden ser reales o imaginarias. Procura que sean divertidas y relajantes.

71. Ponerte crema en las manos con plena conciencia.

72. Soltar el cuerpo. Ponerte de pie, inhalar y levantar los brazos, retener el aire y soltar los brazos exhalando.

73. Practicar el abrazo de mariposa. Consiste en cruzar los brazos sobre el pecho, de modo que la punta del dedo medio de cada mano quede bajo la clavícula. El resto de los dedos y de la mano cubren el área en que se unen la clavícula y el hombro.

74. Practicar la jardinería. Esta es una actividad relajante y beneficiosa para el cuerpo y la mente. Al conectar con la naturaleza, realizar ejercicio suave, practicar *mindfulness* y experimentar un sentido de logro, la jardinería ayuda a reducir el estrés, mejorar el estado de ánimo y aumentar la concentración. Además, fortalece el sistema inmunitario y nos permite conectar con nuestros sentidos.

75. Practicar la meditación de tres minutos amables. Esta breve meditación se basa en la autocompasión para ayudarnos a gestionar las emociones negativas con amabilidad, cuidado y creatividad. Haz una pausa de tres minutos durante cualquier actividad con independencia de dónde te encuentres.

76. Practicar la meditación Ho'oponopono. Consiste en la repetición mental de mantras aplicando una energía especial. Hay cuatro expresiones que se consideran mágicas: «lo siento», «perdón», «gracias» y «te amo». Al dejar que habiten en nuestros labios y nuestro interior, obtenemos una llave que nos abre la posibilidad de afrontar desafíos y calmar la mente.

77. Mirarte en el espejo y hablarte de forma positiva. Aquí tienes algunos ejemplos de frases que puedes utilizar:

- «Estoy bien tal y como soy».
- «Puedo superar esto».
- «Me amo y me acepto».
- «Soy fuerte y capaz».
- «Confío en mí misma».
- «Merezco ser feliz».
- «Aunque ahora no acabo de entender por qué me pasa esto, sé que es por mi bien».

Con la práctica, hablarte frente al espejo puede convertirse en una poderosa herramienta para mejorar tu autoestima, confianza y bienestar general.

78. Decirte frases adecuadas para el momento en que te encuentres. Si tu estado anímico es muy bajo, puede que necesites decirte otro tipo de frases que no te creen disonancia cognitiva. Por ejemplo, si te sientes incapaz de conseguir nada, tienes muchísima ansiedad y muy mala relación con la comida y con tu cuerpo, quizá debas decirte algo más suave y más cercano a tu estado de ánimo, como «Estoy en el camino de conseguir mi objetivo». De esta forma, te sentirás mejor pero también más cerca del momento presente.

79. Preguntarte: «¿De qué tengo hambre en realidad?». Puedes hacerte esta pregunta a diario. U otras parecidas como: «¿De qué tiene hambre mi vida?».

80. Preguntarte: «¿Qué necesito realmente?». Al lanzar esta cuestión, no pretendo que encuentres algo muy relevante, sino que busques pequeñas cosas que quizá necesites. Por ejemplo: «Necesito respirar profundamente, sentarme en una plaza soleada y sentir los rayos del sol, reír, sentirme acompañada y un abrazo».

81. **Preguntarte: «¿Cómo quiero sentirme conmigo misma? ¿Qué me ayudaría a conseguirlo?».**

82. **Preguntarte: «Si mi mejor amigo o mi hijo se sintiera así, ¿qué le recomendaría? ¿Qué le diría? ¿Qué haría?».**

83. **Encender velas.**

84. **Centrarte en este instante y describir con detalle el lugar donde estás.**

85. **Quitarte los zapatos y poner los pies sobre el suelo (si es tierra, mejor).**

86. **Pintar en un folio con todas tus fuerzas.**

87. **Realizar juegos mentales.** Por ejemplo, sudokus, sopas de letras, crucigramas, rompecabezas, tangrams, juegos de palabras, etc.

88. **Recordar otros momentos en los que has podido manejar tus emociones sin comida.**

89. **Crear un diario de logros.** Puedes recurrir a él cuando sientas flaquear tu voluntad. Desde un punto de vista psicológico, el diario de logros se basa en principios de la psicología positiva, como la gratitud, el optimismo y la autoeficacia. Al centrarse en lo positivo, se refuerza la sensación de bienestar y se promueve una actitud más proactiva ante la vida.

90. Recurrir a tu grupo de apoyo especializado en relación desordenada con la comida y/o en ansiedad.

91. Recordar tus prioridades y preguntarte: «¿Qué es lo importante para mí?».

92. Recordar tres logros de esta semana.

93. Recostarte en el suelo. Al estar en contacto directo con la tierra, nos desconectamos de las pantallas y el ruido constante, y esto nos permite entrar en un estado de calma. Adoptar una posición horizontal ayuda a liberar la tensión muscular y aliviar el estrés físico.

94. Recostarte sobre un tapete de acupresión.

95. Respirar profunda y pausadamente.

96. Saltar a la cuerda.

97. Mirar a un punto fijo. Al enfocar la vista en un solo punto, se reduce la cantidad de información visual que el cerebro procesa. Esto provoca una disminución de la actividad en la corteza cerebral, lo que se traduce en una sensación de calma y tranquilidad.

98. Hacer un movimiento que requiera equilibrio o mucha precisión. Concentrarte en mantener el equilibrio y la precisión te ayuda a despejar tu mente y reducir la ansiedad.

99. Hacerte un listado de cómicos en tus redes. Escúchalos en momentos emocionalmente muy bajos. El humor ayuda a ver las situaciones desde una perspectiva diferente y más ligera, con lo que puede ser más fácil relativizar los problemas y encontrar soluciones más creativas. Además, el cortisol es la hormona del estrés, y la risa ayuda a disminuir los niveles de cortisol en el cuerpo, lo que contribuye a tener una sensación de calma y relajación.

100. Jugar con tus hijos, sobrinos o pareja como si volvieras a ser una niña.

¡Y hasta aquí la lista de las cien maneras de reducir la ansiedad por la comida! Espero que te resulte muy útil. Si tienes alguna pregunta sobre el tema, no dudes en escribirme un mensaje a mi perfil de Instagram (@miriampsiconutricion). ¡Estaré encantada de solventar todas tus dudas!

EJERCICIO

Escoge tres técnicas o prácticas de la lista anterior y practícalas a diario durante una semana. Durante la siguiente semana, escoge otras tres diferentes y haz lo mismo. Y así sucesivamente durante unos meses. Al final, quédate con las que mejor te funcionen para tu kit antiansiedad o KIT ATRÉVETE A COMERTE LA VIDA.

12

Los pensamientos negativos

Hemos visto cómo liberarnos de las emociones al contactar con la tensión corporal, pero también es importante trabajar en los pensamientos, sistemas de creencias o paradigmas. Si no abordamos la calidad de los pensamientos y empezamos a gestionarlos, no podremos cambiar el estado anímico ni, en consecuencia, la conducta.

Si te pasas el día pensando que eres idiota, por ejemplo, te acabarás sintiendo así y, al final, te comportarás como tal.

En este capítulo vamos a ver qué son los pensamientos negativos, y en el siguiente capítulo veremos cómo gestionarlos, pues afectan a nuestro estado de ánimo, comportamiento y bienestar general. La psicología ofrece diversas perspectivas para comprender su origen:

- Las distorsiones cognitivas.
- Los miedos y las inseguridades.
- Las necesidades no cubiertas.
- Los traumas.
- Las creencias.

Veamos cada una de ellas.

Las distorsiones cognitivas

Son errores en el procesamiento de la información que generan pensamientos negativos. Algunos ejemplos comunes incluyen:

- **Catastrofización:** Asumir que el peor escenario posible es inevitable. **Ejemplo:** «Si como este bollo, me pondré como una foca y no podré parar de comer». **Reformulación:** «Comerme este bollo es un placer. Merezco hacerlo y merezco placer en mi vida. No tengo que perder el control».

- **Pensamiento blanco o negro:** Ver las cosas como todo o nada, sin términos medios. **Ejemplo:** «Si me salgo de la dieta, engordaré y no podré parar de comer». **Reformulación:** «Puedo permitirme comer todo tipo de alimentos. Debo cuidarme, pero hacerlo de forma íntegra, incluyendo mi salud mental y física. Disfrutar de una comida fuera con amigas, una pizza en familia o una hamburguesa con mi hijo sin miedos ni culpa es saludable».

- **Filtro mental:** Enfocarse solo en los aspectos negativos de una situación y desestimar los positivos. **Ejemplo:** «Acabo de tener un atracón. La terapia que he hecho es una mierda, nunca sanaré». **Reformulación:** «El camino de la recuperación no es lineal, he tenido un bache y puedo aprender de él».

- **Lectura de la mente:** Asumir que sabemos lo que otros están pensando sin tener evidencia real. **Ejemplo:** «Seguro que cuando ha dicho que qué bien estoy estaba pensando que me he engordado». **Reformulación:** «No

puedo leer el pensamiento. Tal vez solo fue un cumplido sincero».
- **Etiquetado:** Poner etiquetas negativas a uno mismo o a los demás. **Ejemplo:** «No tengo fuerza de voluntad, soy lo peor. Jamás cambiaré. Llevo veinte años a dieta y nada me funciona». **Reformulación:** «Soy una persona en proceso de cambio. No soy un fracaso».
- **Personalización:** Atribuirse la responsabilidad de eventos externos que no están bajo nuestro control. **Ejemplo:** «Mi pareja me dejó porque no soy lo suficientemente atractiva». **Reformulación:** «No puedo controlar los actos de mi pareja. Sus acciones son su responsabilidad más allá de mí. Yo sí puedo actuar en la forma en que pienso sobre ello».

Los miedos y las inseguridades

Otro tipo de pensamientos negativos provienen de los temores que tenemos sobre nosotros mismos, el mundo o los demás. Estos pueden estar relacionados con:

- **Autoestima baja:** Sentimientos de insuficiencia o falta de valor personal.
- **Miedo al fracaso:** Ansiedad ante la posibilidad de no alcanzar nuestras metas.
- **Miedo al rechazo:** Temor a ser desaprobados o excluidos por los demás.
- **Ansiedad social:** Incomodidad o temor en situaciones sociales.

EL CASO DE ANA

Ana, una joven estudiante de diecisiete años, comienza a mostrar una preocupación excesiva por su peso e imagen corporal. Se observa constantemente en el espejo, critica su cuerpo y se compara con instagramers. Comienza a saltarse comidas y a evitar alimentos que considera «engordantes». A medida que su ingesta calórica disminuye, experimenta una pérdida de peso significativa, pero tiene una percepción de su cuerpo distorsionada. Se siente gorda incluso cuando está visiblemente delgada.

Autoestima baja: Ana se siente insegura sobre su apariencia y valor personal. Cree que no es lo bastante atractiva y teme no ser aceptada por los demás.

> Antídoto: Détox de redes sociales, conversaciones y entorno que no le sume; reforzar todo aquello que sea un SÍ en su vida.

Miedo al fracaso: Ana siente una gran presión por tener éxito en sus estudios y en su vida personal. Teme no alcanzar sus expectativas y decepcionar a sus padres y amigos.

> Antídoto: Además de recordarle que el error es parte de la humanidad y que a través de él se puede vivir una vida plena, es importante que Ana aprenda a **redefinir el éxito**. El éxito no son solo los logros externos, sino también el crecimiento personal, la resiliencia y el aprendizaje.

Estrategias:
- Establecer metas realistas y celebrar los pequeños logros.
- Practicar la autocompasión y el diálogo interno positivo.
- Buscar apoyo en amigos, familiares o un terapeuta.
- Aprender técnicas de relajación para manejar la ansiedad.

Miedo al rechazo: Ana tiene miedo de ser rechazada por los chicos que le gustan. Se siente insegura en las situaciones sociales y teme ser excluida o criticada.

Antídoto: Además de exponerse al rechazo de forma gradual y acompañada, es crucial que Ana desarrolle una **mayor autoestima y aceptación de sí misma**.

Estrategias:
- Identificar y desafiar los pensamientos negativos sobre sí misma.
- Practicar la asertividad y la comunicación efectiva.
- Cultivar relaciones saludables y de apoyo.
- Enfocarse en sus fortalezas y cualidades positivas.

Ansiedad social: Ana siente incomodidad y timidez en situaciones sociales. Le cuesta hablar en público y hacer nuevos amigos. En su diálogo interno, Ana se dice: «Estoy tan gorda que no puedo usar este vestido» (**Miedo:** «Si me ven así, me rechazarán»); «No puedo comer esto, engordaré» (**Miedo:** «No puedo permitirme fallar en mi dieta»); «Soy tan fea... Nadie me querrá nunca» (**Miedo:** «Voy a estar sola siempre»).

Antídoto: Ana necesita **desafiar sus miedos y pensamientos distorsionados** y desarrollar una imagen corporal más positiva.

Estrategias:
- Cuestionar la validez de sus pensamientos negativos.
- Practicar la atención plena para estar en el momento presente y reducir la rumiación.
- Buscar terapia cognitivo-conductual para cambiar patrones de pensamiento y comportamiento.
- Rodearse de personas positivas y que la apoyen.
- Enfocarse en la salud y el bienestar en lugar de en la apariencia física.

Las necesidades no cubiertas

La insatisfacción de las necesidades humanas fundamentales puede desencadenar una cascada de consecuencias negativas tanto a nivel mental como físico. La evidencia científica respalda esta afirmación y demuestra que la falta de satisfacción de necesidades básicas, como la seguridad, la pertenencia, la autoestima y la autorrealización, puede aumentar el riesgo de desarrollar trastornos de ansiedad, depresión y otros problemas de salud mental.

Además, la insatisfacción crónica de necesidades puede manifestarse físicamente a través de síntomas como la fatiga, los dolores de cabeza, los problemas digestivos e incluso un sistema inmunitario debilitado. Veamos un ejemplo ilustrativo.

EL CASO DE MARÍA

María, una madre soltera que trabaja arduamente para mantener a sus hijos, experimenta una serie de necesidades no cubiertas que impactan significativamente en su bienestar.

- **Necesidad de seguridad:** La preocupación constante por su estabilidad financiera y la de sus hijos genera un estado de ansiedad e inseguridad.
- **Necesidad de pertenencia:** La falta de tiempo para conectar con sus seres queridos la lleva a sentirse sola y aislada.
- **Necesidad de estima:** La sensación de no ser valorada ni reconocida por su esfuerzo como madre y trabajadora erosiona su autoestima.

El círculo vicioso de la comida emocional. En un intento por lidiar con estas emociones negativas, María recurre a la comida como una forma de escape temporal. Sin embargo, este comportamiento puede convertirse en un círculo vicioso, y generar sentimientos de culpa y vergüenza que a su vez perpetúan la insatisfacción de sus necesidades emocionales.

Diálogo interno y necesidades subyacentes. El diálogo interno de María revela las necesidades que subyacen tras su comportamiento:

- «Estoy tan cansada, no puedo más». → Necesidad de descanso y autocuidado.

- «Me siento tan sola, nadie me comprende». → Necesidad de conexión y apoyo emocional.
- «Soy una mala madre, no les doy lo mejor a mis hijos». → Necesidad de reconocimiento y validación.

Conclusión. La historia de María ilustra cómo la insatisfacción de necesidades básicas puede desencadenar una serie de consecuencias negativas para la salud mental y física. Es fundamental reconocer y abordar estas necesidades de manera saludable para promover un bienestar integral.

Los traumas

Sufrir abuso, negligencia o violencia puede dejar cicatrices emocionales profundas, lo cual se manifiesta a menudo en pensamientos negativos recurrentes. Veamos un ejemplo.

EL CASO DE ELENA

Elena es una mujer de cuarenta años. Sufrió abusos sexuales por parte de su padre durante su infancia y jamás pudo decir nada a nadie por miedo a represalias o a que su madre no la creyera. Este trauma ha tenido un impacto significativo en su desarrollo emocional y psicológico, y ha desarrollado una relación desordenada con la comida como forma de automedicarse y controlar sus emociones y su vida.

Sentimientos. Elena siente culpa y vergüenza por lo que le sucedió. Cree que ella es responsable del abuso y que no es digna de amor.

Emociones. Tiene dificultades para manejar sus emociones, especialmente la ira, la tristeza y el miedo. Busca en la comida una forma de calmar su dolor o de sentir la seguridad que le falta.

Consecuencias:

1. **Atracones:** Experimenta episodios de atracones en los que consume grandes cantidades de comida en poco tiempo. Se siente fuera de control durante estos episodios. Luego experimenta culpa y vergüenza.
2. **Purga:** En ocasiones, se purga después de un atracón vomitando o usando laxantes. Esto la hace sentir aún peor y daña su salud física.
3. **Se avergüenza de su relación con la comida y se aísla de los demás:** Evita situaciones sociales en las que pueda ser juzgada.

Elena necesita terapia especializada para sanar su trauma y mejorar su relación con la comida. Una terapia muy efectiva es Somatic Experiencing (SE), que trabaja con las sensaciones corporales para liberar la energía atrapada por el trauma.

El trauma puede dejar a la persona en un estado de alerta constante, lo que dificulta la sensación de seguridad. Se trabaja de manera gradual y segura para liberar la energía bloqueada en el cuerpo como consecuencia del trauma. Al hacerlo, disminuyen síntomas como la ansiedad y la tensión muscular, y ayuda a la persona a reconectarse con sus sensaciones corporales; esto mejora su capacidad para regular sus emociones y disminuye la necesidad de darse atracones.

Las creencias

Las ideas que tenemos sobre nosotras mismas, el mundo y los demás pueden influir igualmente en nuestros pensamientos. Las creencias limitantes o negativas pueden alimentar ideas pesimistas y ansiosas.

EL CASO DE CLARA

Clara, una joven de veinticinco años, lucha contra una imagen corporal distorsionada y tiene una relación desordenada con la comida. Sus creencias negativas sobre sí misma y su cuerpo la llevan a tener comportamientos alimentarios poco saludables y un profundo sufrimiento emocional. Sin embargo, hay esperanza. Clara puede reprogramar estas creencias limitantes y cultivar una relación positiva con su cuerpo y la comida.

Reprogramación de las creencias:

- **«No soy lo suficientemente buena»:** Esta creencia puede ser desafiada recordando sus logros, sus cualidades únicas y el valor inherente que posee como ser humano. Repetir afirmaciones positivas como «Soy valiosa» o «Soy suficiente» puede ayudar a contrarrestar esta creencia negativa.

- **«Mi cuerpo es feo»:** Clara puede aprender a apreciar su cuerpo por lo que es y lo que puede hacer. Practicar la gratitud hacia su cuerpo y centrarse en sus funciones en lugar de en su apariencia puede ser transformador. Repetir afirmaciones como «Mi cuerpo es fuerte y capaz» puede promover una imagen corporal más positiva.

- **«La comida es mi enemigo»:** Clara puede redescubrir la comida como una fuente de nutrición y placer. Aprender sobre nutrición intuitiva y disfrutar de la comida sin culpa puede ayudar a sanar su relación con los alimentos. Repetir afirmaciones como «La comida me nutre y me da energía» puede cambiar su perspectiva.

Construir una relación saludable con la comida:

- **Terapia:** Un terapeuta puede ayudar a Clara a identificar las causas subyacentes de sus creencias negativas y desarrollar estrategias para manejar sus emociones de manera saludable.
- **Nutrición intuitiva:** Aprender a escuchar las señales de hambre y saciedad de su cuerpo la ayudará a desarrollar patrones de alimentación intuitivos y saludables, pero siempre supervisada para no caer en autoengaños o restricciones severas en nombre de la alimentación intuitiva.
- **Autocompasión:** Practicar la autocompasión y **respetarse** a sí misma con amabilidad y comprensión puede ser crucial para la sanación de Clara. Muchas veces, cuando hablamos de «aceptación», se puede malinterpretar como «resignación». Sin embargo, el primer paso para lograr un cambio positivo es **respetar** nuestro cuerpo, incluso si no nos gusta todo de él.

Otros factores que pueden contribuir a la formación de pensamientos negativos:

- Informaciones o eventos emocionales del pasado que nos han impactado y no hemos procesado adecuadamente.

- **Estilo de vida:** La falta de sueño, una dieta poco saludable (excesivamente restrictiva y con episodios de atracón), la falta de ejercicio físico y el consumo excesivo de cafeína o alcohol.
- **Influencias externas:** La exposición a noticias negativas, redes sociales, personas negativas o ambientes hostiles.

Es importante recordar que los pensamientos negativos no siempre son un reflejo de la realidad. A menudo son el resultado de una combinación de factores internos y externos.

Igualmente, debes tener presente que los pensamientos negativos no te convierten en una persona negativa. Solo son tus pensamientos. Pensar, por ejemplo, que tu pareja es estúpida porque no ha fregado los platos no significa que seas maleducada, mala persona o que realmente pienses eso de ella. Son solo pensamientos.

En definitiva... ¡NO ERES LO QUE PIENSAS!

13

Estrategias frente a los pensamientos negativos

Tenemos más de sesenta mil pensamientos al día, así que es imposible que todos ellos sean verdad. Muchos de ellos son lo que en el capítulo anterior he llamado «pensamientos negativos», es decir, producto de nuestros miedos, necesidades, traumas o creencias.

No debemos tratar de controlarlos, sino más bien de cuestionarlos y reemplazarlos por otros más realistas. Afortunadamente, todas tenemos la capacidad de la metacognición, es decir, de tomar conciencia de lo que pensamos. Podemos observar los pensamientos desde fuera y preguntarnos si son ciertos.

Mi intención es que vivas con pensamientos más amables que te permitan disfrutar de tus relaciones y de ti misma de forma plena. Quiero ayudarte a hacer un clic mental y que en vez de luchar contra tus ideas puedas reconducirlas y convertirlas en pensamientos más acordes a la situación que estés viviendo.

No intentes eliminar tus pensamientos negativos, ¡escúchalos! Averigua qué hay detrás de ellos para saber qué te quieren decir.

El control lleva al descontrol. Como he apuntado anteriormente, creía que controlar mis pensamientos me daría seguridad, pero terminé atrapada en un ciclo de descontrol. Aquella noche marcó un antes y un después en mi vida, una muerte y resurrección. Al enfrentarme a mis miedos y cuestionar mis creencias, inicié un viaje de transformación. Descubrí que la verdadera libertad estaba en aceptar que mis pensamientos no eran la realidad. Y me preguntaba constantemente:

«¿Por qué sufro por algo que no está sucediendo?».

Esta pregunta me llevó a cuestionar mis pensamientos y a darme cuenta de que muchos de ellos eran erróneos. Al analizarlos con detenimiento, descubrí que la realidad era muy diferente a lo que imaginaba. Si sientes que el mundo se viene abajo, te invito a hacer lo mismo: cuestiona tus pensamientos y busca una perspectiva más realista.

Tienes que cambiar los pensamientos negativos por otros más objetivos.

Es cierto que ocurren situaciones desagradables que no buscamos, pero también otras que nos favorecen o nos gustan. No se trata de forzarnos hacia un positivismo tóxico, sino de poner el foco en la realidad y acercarnos más a ella. La mente quiere protegernos, de manera que busca peligros para evitarlos, pero a veces exagera.

Cuando tengas pensamientos negativos, recuerda esto:

- Los pensamientos negativos son una señal de que tu mente está intentando protegerte.

- No siempre son precisos o realistas.
- Puedes combatirlos centrándote en la realidad.

Para hacer frente a los pensamientos negativos, primero tienes que aplicar lo que hemos visto en los capítulos anteriores sobre las emociones, ya que **no podrás cambiar tus pensamientos si estás experimentando una alta emocionalidad.**
Por tanto, sigue este orden:

1. Inicia la descarga emocional.
2. Asegúrate de cubrir tus necesidades físicas.
3. Reconoce y siente lo que estás experimentando.
4. Aborda los pensamientos negativos.

Ahora sí, ya puedes pasar a la acción. Observa tus pensamientos negativos. Aquí tienes algunos ejemplos:

«Seguro que mi jefe piensa que soy un desastre y que no llego a sus estándares».
Si tienes sentimientos de insuficiencia, por ejemplo, podrían estar relacionados con la importancia que das al éxito y a ser reconocida, y, a su vez, hacerte creer que debes esforzarte para que te consideren apta y competente. Para terminar con esto, debes preguntarte: «¿Cómo puedo a diario dignificar, reconocer y valorar mis méritos?».

«Seguro que piensan que estoy horrorosa y gorda».
El temor a ser objeto de burla puede señalar una necesidad profunda de ser aceptada y validada por los demás. Pregúntate si hay evidencia real que respalde estos pensamientos negativos. ¿Alguien te ha hecho un comentario hiriente? ¿Hay algu-

na razón objetiva para pensar que estás horrorosa o gorda? A menudo, estos pensamientos se basan en miedos y creencias limitantes que hemos interiorizado.

Otra posibilidad será que practiques la autocompasión. En lugar de criticarte, sé amable contigo misma. Reconoce que estás pasando por un momento difícil y que es normal sentir inseguridades. Trátate como tratarías a un amigo que se siente así.

«¿Y si me pongo enferma porque no puedo controlar mis atracones?».

El miedo a enfermar es una emoción muy común que puede tener diversas raíces y reflejar diferentes valores y necesidades. A continuación, te presento algunas de las más comunes:

- Valoración de la salud: Obviamente, el miedo a enfermarse refleja una profunda valoración de la salud y el bienestar físico. Es una señal de que aprecias tu cuerpo y quieres cuidarlo.

- Necesidad de seguridad: La enfermedad puede representar una pérdida de control sobre tu cuerpo y tu vida, lo que puede generar una sensación de inseguridad y vulnerabilidad.

- Miedo a la muerte: En algunos casos, el miedo a enfermarse puede estar relacionado con un miedo más profundo a la muerte y a la finitud de la vida.

- Necesidad de autonomía: La enfermedad puede limitar tu capacidad para realizar tus actividades diarias y hacerte depender de otros, lo que amenazaría tu sentido de autonomía e independencia.

- Miedo al dolor: La enfermedad suele ir acompañada de

dolor físico, y el miedo a este dolor puede ser un factor importante en el miedo a enfermarse.

- **Necesidad de conexión social:** La enfermedad puede aislarte de tus seres queridos y amigos, lo que puede amenazar tu sentido de pertenencia y cohesión social.

Todos estos pensamientos revelan temores y preocupaciones que suelen estar relacionados con valores y necesidades personales.

En definitiva, el miedo a morir refleja la importancia que le das a la vida, así que un gran antídoto para bajar el volumen de Radio Miseria, y disminuir el miedo a morir es ATREVERTE A COMERTE LA VIDA.

Un pensamiento negativo puede servirte para reconocer tus necesidades y tus valores.

Cuanto más te acercas a vivir una vida alineada con tus valores y necesidades, menos espacio hay para los pensamientos negativos, y, por ende, disminuye tu ansiedad por la comida.

La punta del iceberg

Tus pensamientos negativos son como un mapa que te guía hacia tus valores más profundos. Ellos te indican qué áreas de tu vida necesitan atención.

Preguntas para explorar tus valores:

- **¿Qué te preocupa profundamente y por qué?** Identifica las causas que te generan inquietud y descubre los valores que subyacen a esas preocupaciones.
- **¿Qué anhelas en lo más profundo de tu ser?** Profundiza en tus deseos más auténticos y encuentra los valores que te guían hacia tu realización personal.
- **¿Cómo visualizas tu vida ideal?** Imagina tu vida en su máxima expresión. Empieza un nuevo día y es tu día ideal: ¿cómo sería?, ¿cómo te levantarías?, ¿qué harías?, ¿con quién te relacionarías?, ¿cómo caminarías?, ¿qué dinámicas te encontrarías? Pregúntate qué valores te llevarán a construir esa realidad.
- **¿De qué logros te sientes más orgullosa?** Reflexiona sobre tus éxitos pasados y descubre los valores que te impulsaron a alcanzarlos.
- **¿Qué legado quieres dejar en el mundo?** Piensa en cómo quieres contribuir a un mundo mejor y encuentra los valores que te motivan a marcar la diferencia.

Cuando tienes pensamientos negativos y te das cuenta de que reflejan un valor tuyo, también puedes seguir estos pasos:

1. **Acepta el pensamiento:** No intentes reprimirlo ni negarlo. Simplemente reconoce que está ahí y que es una parte de ti.
2. **Pregúntate qué valor está reflejando:** ¿Qué es lo que te importa en esta situación? ¿Qué te preocupa o te molesta?

3. **Explora el valor:** ¿Es un valor que realmente quieres tener? ¿Es importante para ti? ¿Hay otras maneras de vivir este valor?
4. **Redefine el valor:** Si no estás satisfecha con el valor que refleja tu pensamiento negativo, puedes intentar redefinirlo de una manera más positiva o útil.
5. **Actúa de acuerdo con tus valores:** Una vez que hayas definido tus valores, puedes empezar a actuar de acuerdo con ellos. Esto te ayudará a sentirte más auténtica y a vivir una vida más significativa.

Detrás de la lucha con la comida y el cuerpo, a menudo hay creencias limitantes y necesidades insatisfechas. Tus pensamientos negativos son una señal de que algo más profundo necesita ser sanado, visto y vivido. En definitiva, es el momento de...

¡ATREVERTE A COMERTE LA VIDA!

Veamos algunos ejemplos de cómo redefinir pensamientos negativos asociados a valores que no te estás permitiendo vivir plenamente:

- «¿Qué me hace sentir que no soy suficiente?». (Comparaciones, estándares sociales). Describe qué te hace sentir insuficiente.
- «¿Qué temo si cambio mi relación con la comida?». (¿Perder el control, no encajar, ser rechazada?).
- «¿Qué necesito para sentirme segura y valorada?». (Aceptación, apoyo, amor propio). Describe cómo puedes sentirte más segura y valorada en tu día a día.

- «¿Qué quiero lograr en la vida más allá de mi cuerpo?». (Metas, sueños, conexiones). Reenfócate en tus aspiraciones más allá de tu apariencia física.
- «¿Cómo puedo cultivar una imagen corporal más positiva?». (Autocuidado, respeto). Trata tu cuerpo con respeto. Aliméntate de manera saludable y muévete o descansa desde un lugar amoroso. Escucha las señales de tu cuerpo y respóndeles con cariño. Trátate como tratarías a un ser querido.

Ejemplos de redefinición de pensamientos:

- **Pensamiento negativo:** «No soy lo suficientemente buena».
  Valor: La excelencia.
  Exploración: «¿Es la excelencia realmente lo que quiero? ¿Hay otras maneras de ser buena en lo que hago?».
  Redefinición: «Quiero ser buena en lo que hago, pero también quiero ser compasiva conmigo misma y aceptar mis errores».
  Acción: «Seguiré esforzándome por mejorar, pero también aceptaré que no soy perfecta».
- **Pensamiento negativo:** «Nadie me quiere».
  Valor: El amor y la conexión.
  Exploración: «¿Es el amor realmente lo que necesito? ¿Hay otras maneras de sentirme conectada con los demás?».
  Redefinición: «Quiero sentirme conectada con los demás, pero también puedo encontrar satisfacción en mi propia compañía».

Acción: «Haré un esfuerzo por conectar con los demás, pero también disfrutaré de mi tiempo a solas».

Puntos clave:
- **No hay respuestas correctas o incorrectas.** Lo importante es ser honesta contigo misma y encontrar valores que te ayuden a vivir una vida feliz y significativa.
- **Busca ayuda profesional si es necesario.** Un profesional puede ayudarte a comprenderte mejor y a desarrollar estrategias para vivir una vida más auténtica y valiosa.
- **¡Atrévete a comerte la vida!** Una vez que encuentres tus valores, podrás vivir de acuerdo con ellos y disfrutar de una vida plena y significativa.

No dudes en contactarnos si necesitas ayuda para identificar tus valores o para vivir de acuerdo con ellos: miriamsalinasgascon@gmail.com. ¡Te ayudaremos a encontrar TUS VALORES y a ATREVERTE A COMERTE LA VIDA!

Cómo reaccionas ante tus pensamientos negativos

Es importante observar cómo reaccionas cuando aparece el pensamiento negativo. Estas son algunas de las reacciones posibles:

- Te asustas.
- Piensas que no deberías estar pensando eso.
- Te sube la adrenalina.

- Te preocupas.
- Te paralizas.
- Te angustias.
- Sientes frustración.
- Sientes terror.

¿Cómo reaccionas tú? Es probable que te asustes y te digas que no quieres pensar eso. Pero ¿qué ocurre si permites que ese pensamiento siga ahí? Seguramente nada, porque tus pensamientos negativos se alimentan y fortalecen con tus reacciones.

Es lo que sucede con el acoso escolar: si reaccionas al acoso, se hace más fuerte; si no te lo tomas en serio y te resbala lo que te digan, los insultos no tendrán fuerza sobre ti. La persona que te acosa se nutre de tus reacciones.

Como ya sabes, **los pensamientos negativos aparecen porque la mente te quiere proteger** —¡agradece a tu mente que te cuide tanto!—, **pero no conviene alimentarlos**. Si cambias tu forma de reaccionar ante los pensamientos negativos, dejarás de alimentarlos.

EJERCICIO

1. Observa qué sientes antes o durante el pensamiento. Baja al cuerpo y permítete sentirlo.
2. Observa el pensamiento negativo y pregúntate: «¿Qué necesidad, creencia o miedo se esconde detrás?». Si tienes miedo a dañar, necesitas expresar amor. Si tienes miedo a ser rechazada, necesitas confiar en ti. Deja de centrarte en ese pensamiento y usa el mensaje que esconde.

3. Centra la atención en lo que está sucediendo. ¿Cuál es la realidad?

Ahora, haz lo siguiente:

1. ¿Cuál es tu pensamiento? Escríbelo.
2. ¿Cuántas veces lo has tenido?
3. ¿Cuántas veces ha llegado a suceder?

Regresa a la realidad. Puede que lo que has anotado pase en el futuro, pero ahora no está ocurriendo.

Eliminar los pensamientos negativos a base de esforzarte y culparte cuando aparecen no funciona. Es un esfuerzo vano. Solo podrás hacerlo si:

- Entiendes cómo funciona la ansiedad.
- Eliminas tu carga alostática para trabajar tus pensamientos.
- Trabajas en tus trauma y en tus creencias.
- Descubres de qué tiene hambre realmente tu vida y te encargas de transformarla, ocupándote de la necesidad o el valor que no estás atendiendo.

Una vez que sabes cómo funciona la mente, puedes redirigir los pensamientos y, por tanto, redireccionar tu vida hacia donde desees. Cree que es posible, ¡porque lo es!

EJERCICIO

El siguiente ejercicio consiste en una meditación para gestionar tus pensamientos negativos.

Siéntate cómoda y con la espalda recta. Toma la decisión de darte estos minutos para descansar y entenderte.

Ahora di en voz alta: «Voy a descansar de la voluntad de eliminar mis pensamientos negativos. Si me invade uno, lo observaré como si fuera una pompa de jabón que flota, aparece y desaparece. No tengo que hacer nada, no tengo que resolver nada, no tengo que entender nada. Dejaré que mi mente piense lo que quiera. Solo observaré y descansaré».

Concédete este descanso. Te lo mereces por tanto esfuerzo.

Siente el aire que entra por tu nariz y, cuando lo expulses, suéltate. Suelta la tensión del estómago. Deja caer los hombros y destensa la expresión del rostro. Relájate con cada exhalación y contacta con tu cuerpo. Si hay dolor o malestar, siéntelo. No tienes que curarlo ni entenderlo.

Repite diez veces lo siguiente:

- Una inhalación y una exhalación soltando.
- Una inhalación y dos exhalaciones soltando.
- Una inhalación y tres exhalaciones soltando.

Ahora describe mentalmente lo que está pasando. Sé lo más objetiva posible. Responder a estas preguntas te puede ayudar:

- ¿Cómo está tu cuerpo?

- ¿En qué lugar está?
- ¿Cómo sientes tu cuerpo en contacto con el suelo?
- ¿Hay personas a tu alrededor?
- ¿Hay sonidos? ¿Cuáles?
- ¿Qué estás haciendo?
- ¿Qué te está pasando en este momento?
- ¿Qué está pasando a tu alrededor?

Puedes describirlo diciendo: «Me encuentro...», «Me siento...», «Pienso que...», «Estoy...», etc.

Recuerda que no tienes que hacer nada especial. Es un momento para ti. Permite que fluya todo lo que está sucediendo y analiza cómo te hace sentir. Sigue soltando en la exhalación y trata de ser honesta contigo.

A continuación, pregúntate: «¿Qué creo que necesito?».

Escucha tu respuesta y siente que eso ya es real, que ya tienes cubierta esa necesidad.

Para ello, siente:

- Que te amas y confías en ti.
- Que los demás están a salvo.
- Que disfrutas.
- Que te honras.

Ahora dile a tu mente: «Gracias, mente, por protegerme. Escucharé lo que me dices, pero decidiré si creerte o no. Yo elijo cuándo hacerte caso y cuándo darte las gracias por quererme proteger pero dejarte ir y simplemente SENTIR MI CUERPO (en él vuelvo a la presencia, al aquí y al ahora). Te ayudaré a procesar mis emociones y mi dolor acumulado. Te pido que me permitas hacer lo que necesito para sanar y sentirme mejor».

Por último, inhala por la boca y exhala por la nariz. Hazlo tres veces. Siente el lugar en el que estás. Tócate el rostro, las rodillas, las piernas. Masajéate alguna zona que te duela. Siente tu cuerpo.

Abre los ojos y escribe cómo te sientes.

14

Qué está necesitando tu vida aquí y ahora

Quiero invitarte desde aquí a mirar el apetito con otros ojos. Para ello, es fundamental el trabajo interior que estás haciendo desde que empezaste a leer el libro. Un trabajo que vamos a continuar en las páginas que siguen, en las que se incluyen numerosos ejercicios y preguntas. El objetivo ya lo conoces: lograr una relación con la comida y con tu cuerpo más sana y equilibrada.

Empecemos analizando el apetito. Lo podemos concebir como:

- El deseo ardiente de algo que necesita satisfacerse.
- Un reclamo de tu interior para que lo atiendas.
- La manera que tienen tu cuerpo y tu alma de comunicarte tus necesidades.

Trabajar tu apetito no depende de controlar tus impulsos ni de hacer dieta o aguantar los antojos. No depende de tu fuerza de voluntad. Todo eso es un abordaje conductual que trabaja con el síntoma visible, pero no con la causa. Te propongo algo diferente. ¿Y si observas el apetito desde el amor? ¿Y si, en vez de verlo como un fallo en ti, te enfocas en concebirlo como si fuera un mensajero?

EJERCICIO

Voy a plantearte una serie de preguntas que marcarán un antes y un después en tu vida. Te pido que pienses bien las respuestas y las escribas a continuación.

- ¿Hacia dónde conducirías toda tu energía si ya no tuvieras que pensar en el peso?
- ¿Qué cosas podrías hacer que no estés haciendo?
- ¿Qué necesita tu vida?
- Imagina que has conseguido el cuerpo que anhelas. ¿Qué emociones estarías sintiendo o qué estarías haciendo que ahora no te permites? (Ejemplos: te sentirías más confiada, más aceptada, más amada, más reconocida, más segura...).

Ahora agárrate, porque vienen curvas. Con todas las respuestas anteriores, plantéate unas cuestiones fundamentales:

- **¿De qué forma puedes practicar en tu día a día todo eso?**
- **¿Cómo puedes darte más confianza, más autoaceptación, sentirte más amada por ti y por los demás?**
- **¿Cómo puedes reconocer tus logros y, así, sentirte más segura?**

Haz un pantallazo, real o mental, de las frases anteriores, porque son la clave de todo. Si no aprendes a sentirte suficiente, segura y confiada ahora, siempre estarás persiguiendo un futuro mejor. Y aunque en el futuro consigas todos los logros que anhelas, si no has trabajado tu valía y tu sensación de plenitud, seguirás insatisfecha.

Ante cualquier impulso, antojo, ganas de dejar de comer o frustración con el peso, pregúntate: «¿Qué me quiere decir este atracón o restricción? ¿Qué necesitaba el atracón/compulsión? ¿Para qué ha aparecido mi excesivo control?».

Tenemos multitud de necesidades como seres humanos. A continuación, te enumero las diez que encuentro con más frecuencia en consulta para que puedas trabajarlas de forma clara, ordenada y efectiva:

1. Necesidad de mí misma.
2. Necesidad de estar nutrida.
3. Necesidad de reconectar con mi cuerpo.
4. Necesidad de sentir placer.
5. Necesidad de expresar mis emociones de forma ecológica.
6. Necesidad de afecto y amor.
7. Necesidad de sentirme segura.
8. Necesidad de pertenencia.
9. Necesidad de una vida entregada.
10. Necesidad de sentido de la vida.

Gracias a esta clasificación de hambres o necesidades reales, muchísimas mujeres a las que he acompañado durante todos estos años se han sentido identificadas y se han transformado. Han podido satisfacer sus anhelos en vez de tragárselos.

Te animo a que, a medida que vaya desarrollando en los siguientes apartados cada tipo de necesidad, te analices e identifiques qué apetito tiene tu vida hoy. O, dicho de otra forma, te aconsejo que te vayas preguntando: «¿De qué tiene hambre mi vida?». La respuesta a esta pregunta te ayudará muchísimo a que te sientas satisfecha y a no agarrarte a la comida como único recurso para sentir que tu vida es plena.

Por mi parte, te acompañaré y te facilitaré los consejos para saciarte de verdad, pero no con comida, sino con lo que realmente necesitas en tu vida. ¡Vamos allá! ¡Atrévete a comerte la vida!

Necesidad de mí misma

Eres tú diciéndote: «Estoy aquí». La necesidad de ti misma es una necesidad fundamental que no puedes ignorar. Se trata del hambre de las hambres, y se origina cuando habitar tu cuerpo o sentir tus emociones te duele demasiado. Por eso te deshabitas, disociando la mente del cuerpo. En otras palabras: tu cabeza y tus pensamientos van por un lado, y tu cuerpo, por otro.

Tu cuerpo alberga tus emociones, como hemos visto. Quizá sentir tanto desde pequeña fue peligroso o demasiado doloroso para soportarlo, así que aprendiste a desconectarte de tus emociones, de tu cuerpo y de tus deseos reprimiendo tu ser esencial y tu rabia, para acabar en la indefensión aprendida.

Toda la rabia y energía que reprimes y no expresas se queda estancada, sin salida, como también hemos visto. En muchísimas ocasiones, además, acaba convirtiéndose en energía sobrante.

Eso es la ansiedad, la energía no expresada. Y probablemente tu forma de descargar la ansiedad es mediante el picoteo, el atracón, la enfermedad física o mental (pensamientos en bucle con la comida y el cuerpo).

Por otra parte, cuando la castración de la rabia se prolonga en el tiempo, al final no sabemos qué nos gusta, qué valoramos, qué tipo de vida queremos llevar, y nos convertimos en personas adaptógenas. Cada día vamos más en contra del sentido vital primario, esa parte genuina que quedó cuando aún no habías creado el personaje que a día de hoy te impide ser libre.

Y como la libertad es poder elegir, te invito a que elijas, sabiendo que cuando eliges debes renunciar a algo.

Si es tu caso, si te ves reflejada en esta hambre de SER TÚ MISMA, tienes que saber que pagarás un elevado precio por estar deshabitada.

Si no atiendes a tus necesidades, ¿quién las cubrirá? Yo te contesto: el primer pendejo que pase por tu lado. Así que es fundamental que prestes atención a este apetito y lo atiendas. Para satisfacer el apetito de ti misma, es crucial que conectes contigo y que estés aquí y ahora, en el momento presente. Empieza realizando este ejercicio.

**Pregúntate a diario:
«¿Cómo estoy? ¿Cómo me siento?
¿Qué necesito en realidad?».**

Dedica un momento a desviar la atención que normalmente te pones en el exterior hacia tu interior. Respira hondo y tómate un tiempo para descubrir la sensación de ser nutrida desde el interior.

En ocasiones, te puede parecer que parar es una meta inviable. ¿Sabes por qué? Porque la persona que ha vivido desconectada de sí misma mucho tiempo se conecta a todo menos a ella.

Por ello, vive en estado de alerta, con el sistema simpático activado las veinticuatro horas los siete días de la semana, con la sensación de que el león la persigue constantemente. Por eso, cuando quiere parar, darse un descanso, su sistema nervioso autónomo manda señales a su psique para que no lo haga. Si percibes un león persiguiéndote, ¿Cómo vas a parar?

Por otro lado, **los pensamientos de mierda que tienes todo el día sobre tu barriga, tu culo, la comida, la hinchazón, etc.**, hacen que la reacción de huida y ataque siga activa, y caes en un bucle infernal de ansiedad y desconexión. Debes esforzarte por hacer un alto y atenderte.

Si lo consigues, tu sistema de relajación (parasimpático) se activará y, en consecuencia, se reducirán el cortisol en vena, la inflamación, las malas digestiones y las decisiones alimentarias compulsivas, al tiempo que aumentará la sensación de claridad y de centrarte en ti.

El hambre de ti misma es como una voz interna que te dice: «¡Hazme caso!». Si no le prestas atención, no podrás satisfacer las demás necesidades. Es fundamental que te agendes un momento para ti. Al crear el hábito de conectarte contigo varias veces al día, reconocerás tus necesidades y conectarás con tu ser interior. De lo contrario, ¿cómo podrás conectar con los demás? ¿Cómo podrás dirigirte a cualquier parte?

EJERCICIO

¿Sabes cómo satisfacemos las necesidades? Practicando el silencio interno y externo. Encuentra espacios para ti, crea islas de remanso donde desaparezcan el móvil, la música y otras distracciones.

El silencio te permitirá descansar, observar lo que sucede dentro de ti y, a su vez, dedicar tiempo a reflexionar.

Así que si solo puedes empezar con un minuto de silencio, ¡no importa! Lo que cuenta es que des el paso y que, poco a poco, vayas creando terreno fértil para permitir más silencio interno.

Practicar el silencio es tan reparador como echarse una siesta larga. Además, si no te escuchas y no dedicas tiempo a reflexionar, no podrás generar conciencia ni tomar buenas decisiones.

Necesidad de estar nutrida

Se trata del hambre conectada con sensaciones fisiológicas, que te comunica que necesitas nutrientes. La percibes como una sensación de vacío en el estómago, baja energía física y mental, mareo o dolor de cabeza.

Esta es la sensación de hambre más obvia, pero muchas veces no le hacemos caso. Por supuesto, la mejor forma de saciarla es consumiendo alimentos de buena calidad y bebiendo agua. Ten en cuenta que la ingesta y la nutrición no son lo mismo.

La persona que lleva tiempo a dieta, incluso si sigue una de esas que nos venden como sanas, tiene hambre nutricional porque ingiere alimentos de forma restrictiva, alterada y totalmente antinatural. Las dietas restrictivas, los ayunos y los retos de estilo saludable pueden afectar negativamente la regulación hormonal del apetito y la saciedad, y llevar a:

- **Disminución de la leptina:** Esta hormona, que indica al cerebro que estamos saciados, disminuye con la restricción calórica, lo que puede aumentar la sensación de hambre y dificultar el control de las porciones.
- **Aumento de la ghrelina:** Esta hormona, que estimula el apetito, aumenta con la restricción calórica, lo que puede provocar un deseo intenso de comer.
- **Alteración de la sensibilidad a la insulina:** La restricción calórica puede disminuir la sensibilidad a la insulina, lo que dificulta el control del azúcar en sangre y puede llevar a problemas metabólicos a largo plazo.

Otros efectos colaterales de ser «dietante» crónico son:

- **Fatiga crónica:** La restricción calórica constante puede llevar a una disminución de los niveles de energía y a una sensación persistente de cansancio.
- **Dificultad para concentrarse:** La falta de nutrientes esenciales puede afectar la función cognitiva, lo que dificulta la concentración y la focalización.
- **Cambios de humor:** Las fluctuaciones en los niveles de azúcar en sangre y la posible deficiencia de nutrientes pueden contribuir a sufrir cambios de humor, irritabilidad y ansiedad.
- **Trastornos del sueño:** La restricción calórica y el estrés asociado a las dietas pueden alterar los patrones del sueño, dificultando conciliar el sueño o mantenerlo.

- **La restricción calórica crónica puede llevar a una disminución de la tasa metabólica basal,** lo que significa que el cuerpo quema menos calorías en reposo. Esto puede dificultar la pérdida de peso a largo plazo y aumentar el riesgo de recuperar el peso perdido una vez que se abandona la dieta.
- **Las dietas restrictivas pueden afectar negativamente la microbiota intestinal,** lo que puede tener implicaciones para la salud digestiva, el sistema inmunitario e incluso la salud mental.
- El ciclo de restricción y atracones, común en las dietas yoyó, puede aumentar el **riesgo de desarrollar trastornos de la conducta alimentaria.**

Es posible **revertir la desconexión con las hormonas del hambre y la saciedad** adoptando un enfoque de la alimentación más saludable —física y mentalmente— y que incluya:

- ✓ Seguir una alimentación que te permita comer todo tipo de alimentos y que no te impida compartir una pizza con tu hijo o una hamburguesa con tus amigas. Dicho de otra forma: que no te haga sentir culpable por el simple hecho de disfrutar. Repítete este mantra: «Me merezco sentir placer en esta vida».
- ✓ Evitar las restricciones calóricas severas.
- ✓ Escuchar a tu cuerpo y comer cuando tengas hambre. En este punto debemos de ir con cuidado, porque una mujer dietante crónica puede que tenga un discurso interno de autoengaño muy elevado donde la restricción siempre predomine. En este caso, solo podrá escuchar

al cuerpo cuando haya hecho un proceso de desintoxicación de la cultura de dieta. Si es tu caso y crees que no puedes hacerlo sola, pide ayuda. En la escuela Atrévete a comerte la vida ofrecemos apoyo individual, grupal y seguimientos 24/7 vía WhatsApp.

✓ Dejar de lado las dietas y los retos de estilo saludable que prometen resultados rápidos.

Recuerda que revertir la desconexión con las hormonas del hambre y la saciedad lleva tiempo y paciencia. Sé amable contigo misma y celebra tus progresos por pequeños que sean. ¡Estás en el camino correcto hacia una relación más saludable con la comida y tu cuerpo!

EJERCICIO

Te animo a seguir haciéndote preguntas y respondiéndolas aquí, preferiblemente por escrito. Responde con total sinceridad, pues solo tú vas a ver las respuestas:

- «¿Cómo me nutro? ¿Me salto comidas? ¿Me doy atracones?».
- «¿Elijo los alimentos que como solo porque son bajos en calorías?».
- «¿Son de calidad los alimentos que ingiero?».
- «¿Bebo suficiente agua?».

Necesidad de reconectar con mi cuerpo

Se manifiesta como las ganas de reconectar con el cuerpo a través del sueño, la erotización o el deseo sexual, la salud y el movimiento.

El hambre y el sueño tienen una relación compleja que afecta a la alimentación. ¿Sabías que la falta de sueño puede hacerte comer más? Te explicaré cómo funciona esta asociación. La falta de sueño afecta a dos hormonas: la leptina (que te dice que estás lleno) y la ghrelina (que te da hambre).

Cuando duermes poco, tu cuerpo produce menos leptina y más ghrelina, lo que te hace sentir más hambre y menos saciedad.

La falta de sueño también aumenta la producción de cortisol, una hormona que puede estimular el apetito. Asimismo, el cansancio puede afectar a tu capacidad para tomar decisiones racionales, lo que te llevará a comer de forma más abrupta e instintiva.

¿Qué puedes hacer?

- ✓ **Duerme lo suficiente.** Dormir entre 7 y 8 horas por noche es fundamental para regular las hormonas del hambre y el apetito. Si no puedes, te invito a que cierres los ojos y reposes la vista durante unos minutos dos o tres veces al día.
- ✓ **Si padeces insomnio, te recomiendo que leas alguna novela muy tocha por la noche.** Verás cómo tu foco de pensamientos se redirige y podrás conciliar el sueño de forma más firme. De todos modos, en muchas ocasiones necesitarás la ayuda de un profesional. Los consejos que te doy no deben sustituir nunca un tratamiento prescrito por un médico o un profesional de la salud mental.

- ✓ **Evita cenar tarde.** No comas en las dos o tres horas previas a acostarte.
- ✓ **Opta por alimentos ricos en fibra y proteínas,** pues te sacian por más tiempo.
- ✓ **Evita la cafeína y el alcohol antes de dormir.** Estas sustancias pueden interferir en el sueño.

Por otra parte, la necesidad de satisfacción sexual o erótica también está relacionada con la alimentación. **El apetito sexual es una fuerza poderosa que puede influir en las decisiones alimentarias.** Veamos de qué forma:

- **Búsqueda de placer.** El cerebro asocia la comida con el placer, ya que la liberación de dopamina durante la alimentación es similar a la que se produce durante la actividad sexual. Ciertos alimentos, como el chocolate o los frutos secos, pueden también estimular la producción de hormonas relacionadas con el placer, como la serotonina.
- **Regulación emocional.** La comida puede actuar como un mecanismo para calmar la ansiedad o el estrés que pueden surgir en torno al sexo. Comer puede ser una forma de autocomplacencia o de rellenar un vacío emocional cuando no estamos satisfechos con nuestra vida sexual.
- **Influencia hormonal.** Las hormonas sexuales, como la testosterona y el estrógeno, pueden aumentar el apetito y disminuir la saciedad. La fluctuación de hormonas durante el ciclo menstrual puede afectar a los patrones de alimentación y al deseo sexual.

Por otra parte, la necesidad de gozar de buena salud es una búsqueda de bienestar integral que abarca dimensiones físicas, emocionales, mentales y espirituales. Esta búsqueda se manifiesta de diversas maneras, entre ellas:

- El deseo de comprender las necesidades de nuestro cuerpo y cómo alimentarlo de forma ecológica para nosotras. Es una forma de automaternaje compasivo.

- La inquietud por mejorar la relación con la comida, liberándonos de la culpa, la vergüenza y las restricciones.

- El anhelo de encontrar un equilibrio en la alimentación que no se limite a contar calorías o seguir dietas estrictas, que nos agotan, nos vuelven obsesivas y nos dejan sin energía para hacer nada más.

- La búsqueda de un estilo de vida que favorezca el bienestar general, incluyendo el movimiento, el descanso, el placer, la paz mental, el compartir y la gestión del estrés.

- La identificación de las emociones que influyen en la alimentación y el desarrollo de estrategias para manejarlas para que, aunque de vez en cuando comamos de forma emocional, este no sea nuestro único recurso para transitar momentos desagradables, vicisitudes o incluso celebraciones.

- El deseo de descubrir el significado personal de la comida y de encontrar nuevas formas de disfrutarla. Por ejemplo, para las personas con mala relación con la comida, los momentos compartidos con la familia y los amigos alrededor de la comida se convierten en un suplicio. Una forma de darle otro significado es poder comer y disfrutar de la comida, y, en el caso de obsesionarnos mucho, decirnos: «Hoy el primer plato va a ser un momento de disfrute con mi gente». Otra forma de resignificar el placer de comer es comer con gente que no tenga miedo a comer y para la que comer sea un acto tan bello, natural y libre como cuando éramos bebés. Come con ellos, obsérvalos e imítalos. **A muchas de nosotras nos faltó esa mirada de aceptación cuando comíamos, por eso para reprogramarnos deberemos conectar con gente que cuando come y nos ve comer nos mira con buenos ojos.**

Por último, en relación con el cuerpo **encontramos la necesidad de movimiento,** que está relacionada con la actividad auténtica, es decir, con el movimiento que realmente elegirías si no lo hicieras para quemar calorías.

EJERCICIO

Para que conozcas y entiendas este apetito, te invito a que realices un experimento durante unos días. Escoge una forma de movimiento que creas que tu cuerpo disfrutará. Explora algo completamente nuevo para ti: una clase de zumba o yoga, una forma inventada de bailar tus canciones favoritas en tu cuarto durante diez minutos o sumarte a un grupo de ciclistas o de senderistas los fines de semana.

Si no tienes buena condición física, puede ser algo tan sencillo como salir a pasear con tu mascota o caminar por un parque cercano. Empieza con la cantidad de tiempo que te parezca sostenible y agradable. Anota a continuación la forma de movimiento con la que has decidido experimentar:

Comprométete a practicarla durante un mes. La repetición te ayudará a ver resultados.

Grábate esta frase: el objetivo de este movimiento no es cambiar el cuerpo, sino amarlo, respetarlo y nutrirlo.

La necesidad de movimiento corporal es innata y permite al ser humano expresar su vitalidad. Va más allá del simple ejercicio físico y se relaciona con:

- El placer de mover el cuerpo y sentir la energía fluyendo a través de él.
- La necesidad de explorar el entorno y descubrir nuevas posibilidades.
- El deseo de conectar con nosotros mismos y con el mundo que nos rodea.
- La búsqueda de bienestar físico, mental y emocional.

El hambre de movimiento se manifiesta de diversas maneras. En los niños, lo hace de forma espontánea cuando corren, saltan, trepan y juegan sin parar (si tienes niños cerca, imítalos: son grandes maestros de la reconexión corporal). En los adultos, puede expresarse a través de la danza, el deporte, la jardinería, el yoga o cualquier otra actividad que implique movimiento corporal. Es importante que elijas un tipo de movimiento desvinculado de la cultura de dieta; si vas al gimnasio o practicas *crossfit* te será más difícil reconectar con tu movimiento y disfrutar de él.

Los beneficios del movimiento son archiconocidos, pero no está de más recordarlos.

- ✓ **Mejora la salud física:** Fortalece los músculos, aumenta la flexibilidad, reduce el riesgo de enfermedades y mejora la calidad del sueño.

- ✓ **Mejora la salud mental:** Reduce el estrés, la ansiedad y la depresión, y aumenta la autoestima y la confianza en una misma.

- ✓ **Mejora la salud emocional:** Permite expresar emociones, conectar con nosotras mismas y con el mundo que nos rodea, y sentirnos más felices y vitales.

Si ahora no eres capaz de practicar un movimiento o deporte, no te castigues. En ocasiones debemos ir poco a poco porque quizá sufrimos un trauma subyacente relacionado con el movimiento.

- **Experiencias negativas:** Como accidentes, lesiones o incluso situaciones de burla o *bullying* relacionadas con el deporte y el cuerpo que pueden generar un trauma que bloquee el deseo o la capacidad de movimiento.

- **Miedo al fracaso:** La presión por rendir puede crear un miedo al fracaso que limite la iniciativa para realizar ejercicio.

- **Problemas de autoestima:** Una imagen corporal negativa puede influir en la desmotivación de la práctica deportiva.

Mi enfoque para **cultivar el hambre de movimiento** es, en definitiva, integral, y propone lo siguiente:

- ✓ **Haz un alto y empieza a contactar más con tu cuerpo para conocerlo.** Deberás crear espacios para hacerlo y

escucharlo. Es imposible hacerse amigo de alguien sin darle espacio y tiempo de calidad.
- ✓ **No te presiones ni te obsesiones con conseguir objetivos grandes.** Empieza con pequeños actos de amor. Muévelo por la mañana, estírate, no te levantes de forma abrupta y pregunta a tu cuerpo: «¿Hoy cómo estás? ¿Tenso? ¿Activo? ¿Cansado?».
- ✓ **Busca movimientos placenteros para sellar nuevos hábitos.** Ya tenemos demasiados deberes en nuestro día a día.
- ✓ **Si es posible, muévete en contacto con la naturaleza.** Te resultará más fácil y ameno.
- ✓ **Comparte tus vivencias** con una comunidad de apoyo. Crea tu propia comunidad, en caso de que no la tengas; gracias a las redes sociales, ahora es más fácil. Estoy segura de que en tu ciudad hay cientos de mujeres batallando como tú en silencio. Con dos es suficiente para empezar. En caso de no poder hacerlo sola, no dudes en pedir ayuda.

Necesidad de sentir placer

El hambre de placer es la necesidad de sentirnos bien, de disfrutar y de experimentar emociones positivas. Es tan importante como las necesidades básicas, es decir, el hambre de comida o de seguridad.

El cuerpo humano busca y experimenta el placer, lo que incluye la relajación, los sonidos agradables, la diversión, la belleza y las celebraciones. **Muchas personas viven estresadas por el trabajo, las obligaciones y la presión social. Están hambrientas de placer y encuentran en la comida su única fuente de satisfacción.

La comida puede ser placentera, pero no debería ser la única fuente de placer. Es importante descubrir otros momentos de satisfacción en el día a día y disfrutar a nivel sensorial.

¿Te has preguntado qué te da placer en la vida? Quizá ahora sea el momento de hacerlo.

La belleza, los sonidos agradables, los espacios bonitos y las actividades que proporcionan placer colaboran en secreto para conseguir una buena relación con el cuerpo. Imagina cómo sería sentir placer independientemente de tu volumen corporal.

El miedo a engordar puede llevarte a tomar decisiones precipitadas y a empezar dietas restrictivas que tengan efectos negativos en tu salud y aumenten tu ansiedad. Por el contrario, el placer puede ser el antídoto para el estrés crónico y la ansiedad.

- ✓ **Dedica tiempo a actividades que te gusten,** no solo a las productivas con las que ganas dinero o tienen una utilidad concreta.
- ✓ **Crea ambientes placenteros y acogedores en tu hogar,** incluso en tu lugar de trabajo.
- ✓ **Busca lugares bonitos al aire libre,** de esos que te dejan flipada.
- ✓ **Pon límites a las relaciones que no te respetan,** te hacen sentir incómoda o te encogen el cuerpo.
- ✓ **Haz algo por otra persona.** Está comprobado que sentimos más bienestar y placer cuando lo que hacemos no

solo nos beneficia a nosotras, sino también a otros. En mi caso, me produce una gran satisfacción acompañarte y ayudarte a mejorar tu relación con la comida, el cuerpo y la vida.

✓ **Crea rituales placenteros de autocuidado** y no dejes que se conviertan en hábitos rutinarios; al contrario, anhela que llegue la hora para poder disfrutar de ellos y de ti.

Insisto: creo que es el momento de que te preguntes qué te da placer en la vida. Enfócate en el placer hedónico. ¿Qué actividades te hacen disfrutar? ¿Tomar una copa de vino, pasear, ver una película, que te den un masaje, sentir en la piel los rayos del sol...? Enumera estos placeres, búscalos y, sobre todo, disfrútalos. ¿De qué sirve hacer una lista de placeres si no te permites sentirlos?

Las mujeres a las que acompaño suelen estar muy enfocadas en el deber y tienen un déficit de vida hedónica. Incluso cuando empiezan a implementar las actividades que para ellas son placenteras, acaban pasándolas al listado de deberes. Una de ellas, por poner un ejemplo, se propuso recuperar una actividad con la que disfrutaba mucho: caminar por la montaña y estar en contacto con la naturaleza. Sin embargo, se impuso levantarse a las seis de la mañana para hacer excursiones largas y lo que debía ser un placer acabó convirtiéndose en presión, obligación y agotamiento. ¿Te suena?

Y tú ¿le das espacio al placer en tu vida? En los últimos seis meses, ¿te has dedicado a la vida placentera? ¿Ha sido tu prioridad? El placer y las emociones positivas han de estar presentes en el día a día. Tener una existencia placentera nos beneficia y, además, sacia el hambre de nosotras mismas. Lo cual no quiere decir que siempre podamos vivir en el placer y evitar lo que nos incomoda. Eso no sería realista.

En la escuela Atrévete a comerte la vida distinguimos dos tipos de hambre de placer:

- **El hambre de placer a corto plazo:** Se busca la satisfacción inmediata. Por ejemplo, comer un trozo de chocolate o ver una serie de televisión.
- **El hambre de placer a largo plazo:** Se busca una satisfacción más duradera. Por ejemplo, aprender una nueva habilidad o viajar a un nuevo país.

Es importante encontrar un equilibrio entre ambos tipos de hambre de placer. Si solo buscamos la satisfacción inmediata, acabaremos sintiéndonos vacías e insatisfechas. Y si solo buscamos la satisfacción a largo plazo, nos perderemos la alegría de los pequeños placeres de la vida.

Sigue estos consejos:

- **Identifica qué te da placer,** qué actividades te hacen sentir bien, qué te hace sentir viva.
- **Planifica momentos de placer.** Reserva tiempo para las cosas que te dan placer, aunque solo sean unos minutos al día; es importante.
- **Sé creativa.** Hay muchas maneras de encontrar placer, no tengas miedo de probar cosas nuevas.
- **Comparte el placer.** El placer se multiplica cuando se comparte con otras personas.

EJERCICIO

Antes de irte a la cama, escribe cada día tres cosas buenas que te hayan ocurrido durante la jornada. Anota al lado por qué las consideras buenas y qué emociones has sentido. Algunas emociones positivas serían: alegría, serenidad, interés, admiración, amor, esperanza, gratitud, orgullo, diversión, inspiración, asombro, buen humor, ternura, solidaridad, optimismo, paciencia, perdón, satisfacción, euforia... (Hemos visto que el cerebro se centra en detectar las emociones negativas, por eso debes esforzarte en poner el foco en lo positivo).

Ahora pregúntate cuáles son las fuentes de emociones positivas en tu trabajo o en aquello a lo que te dedicas. En mi caso se producen cuando creo contenido, realizo una sesión y siento que la persona avanza, imparto conferencias y veo que ayudo a la gente o me sigo formando para ayudar más y mejor a mis clientas.

EJERCICIO

Olvídate de la monotonía y come lo que te guste, variado y rico. Esto no significa que dejes de cuidarte. Se trata de que descubras qué te hace disfrutar de verdad.

Cuando vas a comer, entras en una fase encefálica, es decir, si percibes algo agradable produces saliva y segregas sustancias para digerirlo. En cambio, si lo que comes no te gusta, no generas esas sustancias. Haz de la comida un disfrute, juega con aromas, colores y sonidos; obsérvala y percibe la huella que deja. Conviértela en un acto psicomágico de permiso donde dejes aparte los macronutrientes y empieces a verla como lo que es: comida.

Comprométete a comer de forma saludable. Para ello, en ocasiones debes permitirte una crema con pescado y en otras una pizza con cerveza. Cuando lo consigas, habrás alcanzado la alimentación saludable a nivel físico y emocional.

Necesidad de expresar mis emociones de forma ecológica

Este apetito se refiere al anhelo de conectar con las emociones, expresarlas y manejarlas. A menudo, algunas nos resultan incómodas y otras nos parecen muy placenteras.

Desde una edad temprana, asociamos la comida con la ternura, el apoyo y la contención familiar, como la leche materna y los alimentos, que son una expresión del amor maternal. No obstante, quienes carecen de esta experiencia no saben dirigir sus emociones, ni las buenas ni las malas, y, por tanto, recurren a la comida como una forma de entretenimiento y satisfacción.

EJERCICIO

Es importante reconocer las emociones, identificarlas en el cuerpo y nombrarlas para no recurrir a la comida como consuelo, para que nuestro ibuprofeno emocional deje de ser la comida.

Si quieres detener los secuestros emocionales, la tríada perfecta es: respiración, corporalidad y foco.

Veámoslo con un ejemplo. Cuando un fumador piensa que al fumar se desestresa, en realidad están sucediendo varias cosas: se levanta a fumar, por lo que cambia su corporalidad; mientras fuma, habla con compañeros fuera de la oficina, con lo cual cambia el foco de sus pensamientos (antes estaba estresado por el jefe y ahora mantiene una conversación con sus colegas); al fumar, su respiración es diferente y más profunda.

El efecto desestresante para todos los que fuman no es el tabaco, sino la gran tríada perfecta. Si aplicas o tienes en cuenta esto, podrás cambiar tu estado anímico y gestionar tu día con mayor serenidad.

Necesidad de afecto y amor

Los mamíferos anhelamos el contacto físico, la aceptación, el reconocimiento, el apoyo, la comprensión, la intimidad afectiva y, sobre todo, el amor. Sin embargo, muchas personas experimentan una carencia en todas estas áreas. De hecho, algunas no han cubierto estas necesidades básicas durante tanto tiempo que creen que la escasez es lo normal. No son conscientes de sus carencias y, como te comentaba en el punto anterior, encuentran en la comida una forma de refugio y compensación. Para solventar este problema, debemos aprender a amarnos sin hacernos daño.

EJERCICIO

No esperes a que te cuiden: ¡cuídate tú! Date baños relajantes, hazte caricias y cosquillas, busca el contacto con los demás y también contigo. Acaríciate, mírate y búscate, haz lo que sea necesario para llenar ese vacío interno de afecto y amor.

Este apetito debe abordarse con más intensidad, entrega y compasión cuanto peor estemos. Si estás pasando un duelo o te encuentras en una mala época emocional, con más razón debes realizar estos ejercicios.

**A pesar de sentirte abandonada y perdida,
la idea es que, por primera vez,
NO TE ABANDONES.**

Te vas a «automaternar»: serás contigo una madre tierna y cariñosa. Si tienes hijos o sobrinos, háblate y cuídate como lo haces con ellos.

EJERCICIO

Otro ejercicio bonito y muy sanador es cuidarte como siempre tuvieron que haberte maternado. Para ello, coge una foto de cuando eras niña (no importa la edad que tuvieses; elige la que te genere más ternura). Obsérvala, contempla los ojos de tu niña como si fuera una persona ajena y pregúntale: «¿Cómo te sientes? ¿Necesitas algo de mí? ¿Cómo estás? ¿Qué haces? ¿Qué te gusta? ¿Quieres que te abrace? ¿Tienes hambre o sed? ¿Te sientes sola?». Haz que la niña se exprese y te confiese todo lo que le faltó para ofrecérselo ahora.

Durante varios días, te invito a que vayas con ella a todas partes y le preguntes lo que necesites saber. Puedes pasear con la niña por la montaña y por la ciudad, o ir en bici con ella como si fueras su madre, que la acompaña y mira de forma tierna y cariñosa.

Este ejercicio tan hermoso te conectará con tu yo adulta, pues acercándote a esa niña te acercas a ti. La idea es conocerla, pues sigue en ti. No se ha ido, sino que habita en cada instante que vives. Dignifícala y dale, como adulta que eres, aquello que merece y que tal vez no le ofrecieron sus padres.

Si te cuentas la verdad de lo que sucedió y asumes toda la ausencia que vives, podrás transformarte en una adulta más serena y calmada.

Por el contrario, si le das la espalda a la niña, seguirás abandonándola emocionalmente, y no solo sentirás un dolor desproporcionado por acontecimientos actuales, sino que además se añadirán la culpa y la vergüenza a la ecuación. Todas nuestras vivencias o carencias siguen en las células del cuerpo, y por eso actuamos en modo REA, es decir, reactivo.

EJERCICIO

Enlazando con el final del ejercicio anterior, te propongo que anotes aquellos momentos actuales en los que reaccionas de forma desproporcionada, agresiva o impulsiva.

Cuando los tengas, ten presente que, si estás actuando en modo REA, es porque tu niña interior herida anda quejándose de lo que le pertenece y no se le dio.

Necesidad de sentirme segura

Muchas mujeres a las que acompaño en consulta o asisten a mis conferencias o talleres perciben el mundo como una amenaza, por lo que, en realidad, tienen mucha **hambre de seguridad vital**.

¿Y tú? ¿Eres una persona que confía? ¿Necesitas controlarlo todo y a todos? ¿Necesitas controlar tu cuerpo y comida con el pensamiento mágico de que, dominándolos, te sentirás más segura y aceptada? Y con la economía, ¿cómo te manejas? ¿Necesitas ahorrar para saber que siempre habrá un gran colchón que te sostenga?

Por otra parte, ¿controlas tus vínculos? Si estás en pareja, ¿la controlas? ¿Y a tus hijos? ¿Qué pasa si algo escapa de tu control? Cuando viajas o sales a cenar, ¿cómo llevas las improvisaciones? ¿Qué ocurre si a tu pareja no le gusta ninguno de los planes que le propones?

EJERCICIO

Para un momento y anota todo lo que te venga a la cabeza después de este bombardeo de preguntas. Si ahora no puedes escribir, mándate un audio con el móvil.

El hambre de seguridad es una necesidad que se manifiesta a nivel físico, emocional y de sustento en la vida (económico). Si has tenido carencias emocionales o te ha faltado el sustento en algún aspecto de tu vida, quizá te hayas quedado anclada a ese momento.

El resultado es una persona que va por la vida con una constante e inabarcable hambre de seguridad. La gente con este apetito sufre estrés constante. Su organismo está siempre en alerta generando cortisol y, por ende, es propensa a sufrir inflamación física y alteraciones en el sistema nervioso, lo que la hace ser más proclive a la ansiedad.

Puede que te estés preguntando:
«¿Qué tiene que ver la falta de seguridad
con mi relación con la comida?».

Acabamos de ver uno de los motivos: al estar desregulada emocionalmente, es bastante probable que tiendas a comer de forma compulsiva. Utilizar tus recursos alimentarios cuando te sientes insegura es natural. Acudimos a la comida desde pequeñas porque necesitamos seguridad.

Tal y como te he contado en el capítulo 8, la alimentación es nutriemocional para todos y para siempre. El problema aparece cuando abusamos de ese recurso: comemos cuando nos sentimos tristes, comemos en lugar de pedir ayuda, comemos cuando estamos inseguras, comemos cuando queremos parar y somos incapaces de hacerlo por nosotras mismas, comemos cuando no ponemos límites, comemos cuando tenemos miedo a que nos hagan daño...

Seguro que la comida y la ausencia de esta fue tu amiga en todas esas ocasiones y no pudiste hacerlo de otra forma, pero ya es hora de cambiar. Eres adulta y quieres relacionarte contigo misma desde otro lugar.

Para ayudarte en este sentido, te ofrezco una veintena de consejos para combatir el apetito de seguridad física. Algunos de ellos los he mencionado antes, en concreto en el capítulo 11 («Cien claves para reducir la ansiedad por la comida»), pero no está de más insistir, ahora enfocándonos en la necesidad de seguridad:

1. Come, hidrátate y duerme.
2. Relaja los músculos para reducir la alerta por el estrés. Ponte alarmas en el móvil y resérvate ratos para destensar el cuerpo. Medita, escucha tu cuerpo, habla con él y escanéalo antes de las comidas para alimentarte de forma más relajada.
3. Fuerza la sonrisa para mandar a tu cerebro la señal de seguridad. Haz cosas que te hagan reír.

4. Realiza actividades placenteras. Cuando conectas el placer con los cinco sentidos, se refuerza la seguridad.
5. Contacta con tu piel. Hazte un masaje en el cuello, en la cara, en los pies.
6. Cultiva espacios agradables. De esa forma, desarrollarás la neurocepción; tu cuerpo detectará que el espacio es seguro y se relajará.
7. Aléjate de las personas gordofóbicas o adictas a las dietas.
8. Ahorra.
9. Evita las compras compulsivas.
10. Ponte creativa con las fuentes de ingresos para mejorar tu seguridad económica.
11. Pide ayuda.
12. Aprende a gestionar el dinero.
13. Trata de usar un lenguaje que te haga sentir cómoda y afín a tu entorno. ¿Tus pensamientos cultivan el miedo o la seguridad? Ten cuidado con lo que metes en tu cabeza, pues acabará convirtiéndose en tu destino.
14. Cuida tus palabras. Evita decirte: «Soy lo peor», «No tengo remedio», «Estoy perdida», «Estoy encerrada»... Analiza lo que te dices. Eres tú, con tus palabras, la que decide añadir estrés y caos a tu vida.
15. Afronta la incomodidad. Vivirás situaciones incómodas y desagradables, pero tienes que aprender a manejarlas. Si te pasas la vida evitando lo incómodo, esta incomodidad vendrá a ti de forma más virulenta y en el momento que menos lo esperes. Carl Jung habló mucho sobre la negación y cómo esta puede someternos

si no nos enfrentamos a ella. La negación es una forma de evitar la incertidumbre y buscar la seguridad en lo conocido. Una de sus frases que más me marcó y que quiero compartir contigo es: «Lo que niegas te somete; lo que aceptas te transforma».

16. Ponle nombre a lo que te pasa. Si no sabes lo que te ocurre, no podrás cambiarlo.
17. Evita el perfeccionismo, es una trampa y un autoboicot.
18. Haz una lista de tus fortalezas, logros y habilidades. Así podrás aumentar tu autoconocimiento. Expande tu autoconcepto y crea un terreno fértil para saciarte de seguridad.
19. Amplía los círculos para encontrar otras tribus, otras personas alineadas con tu forma de pensar, sentir y actuar.
20. Usa el humor: es una fortaleza clave. Nos ayuda a relativizar lo que nos pasa, a verlo con perspectiva y sin la necesidad de controlar cada acción.

Necesitas nutrir este apetito de seguridad con estas acciones, de lo contrario acabarás comiendo con ansiedad o controlando la comida de forma neurótica para sentirte segura.

Del hambre de seguridad derivan otros apetitos, como el de planificación (nos ayuda a establecer metas y objetivos, y a desarrollar un plan de acción para alcanzarlos), **orden** (nos permite gestionar nuestro tiempo y nuestros recursos de forma eficiente), **estabilidad** (nos da seguridad y confianza en el futuro), u **organización** (nos ayuda a mantener en orden nuestro entorno físico y mental).

Cuando estas necesidades están satisfechas, nos sentimos más tranquilos y relajados, más motivados y productivos, más centrados y enfocados, más felices y satisfechos con nuestra vida.

¿Cómo puedes satisfacerlas?

- **Planificación:** Dedica tiempo a planificar tu día, tu semana y tu mes. Establece metas realistas y alcanzables.
- **Orden:** Crea un sistema de organización para tus tareas, documentos y pertenencias.
- **Estabilidad:** Cultiva hábitos saludables y rutinas que te brinden seguridad y confianza.
- **Organización:** Mantén tu espacio físico y mental ordenado y libre de distracciones.

Necesidad de pertenencia

Como seres sociales, anhelamos crear conexiones significativas con individuos y comunidades. La pertenencia al grupo es importante para la supervivencia humana porque ofrece:

- **Seguridad y protección:** En épocas pasadas, la pertenencia a una tribu proporcionaba refugio contra amenazas externas como depredadores o enemigos. Hoy en día, la pertenencia a una familia o una comunidad y tener amigos cercanos nos ofrece apoyo emocional y físico. Nos sentimos más seguros cuando sabemos que no estamos solos.
- **Recursos compartidos:** La pertenencia nos permite acceder a recursos compartidos como comida, refugio,

conocimientos y habilidades. En grupos bien organizados, la colaboración y el intercambio de recursos son esenciales para la supervivencia colectiva.

- **Identidad y sentido de propósito:** Pertenecer a un grupo nos da una identidad, nos define y nos ayuda a comprender quiénes somos. Además, proporciona un propósito. Contribuir al bienestar del grupo nos da una razón para vivir y luchar.

- **Bienestar emocional:** La soledad y el aislamiento pueden afectar negativamente a nuestra salud mental y emocional. La pertenencia, en cambio, nos conecta con los demás y nos brinda alegría, apoyo y sentido de comunidad.

La pertenencia es más que una necesidad básica: es un impulso fundamental que nos ayuda a sobrevivir y prosperar como seres humanos. Queremos pertenecer para sentirnos aceptadas, amadas y reconocidas por nuestra familia, amigos y comunidad. Esto está grabado a fuego en nuestra mente desde tiempos ancestrales.

En todos los estudios sobre el tema se ha llegado a la conclusión de que una buena red de apoyo de calidad aporta bienestar y satisfacción vital. En este sentido, es importante que busques relaciones de calidad y evites las puramente instrumentales o tóxicas.

EJERCICIO

Para practicar y saciar esa hambre de vida compartida y significativa, te invito a que, si tienes un mal día, ayudes a alguien de tu entorno; eso te generará bienestar.

Necesidad de una vida entregada

En la vida entregada, a diferencia de la placentera, buscamos nuestro potencial e intentamos averiguar cuáles son nuestras fortalezas innatas para desarrollarlas. Cuando ponemos en marcha una o varias de ellas, entramos en *flow*, momento en el que perdemos la noción del espacio-tiempo.

El hecho de usar nuestras fortalezas nos refuerza y nos permite seguir trabajando, estudiando o realizando cualquier actividad sin apenas esfuerzo.

La vida placentera nos llena de sonrisas, sensaciones, sabores, texturas, sonidos, etc., mientras que la vida entregada nos sacia de momentos de *flow*. Te entregas tanto a la actividad que puedes pasar horas sin comer ni beber, ya que se trata de una vida que aporta energía.

EJERCICIO

¿Cuáles dirías que son tus fortalezas innatas? Si te cuesta encontrarlas, pregunta a cinco personas que te conozcan y te quieran qué fortalezas ven en ti. Escríbelas.

Ahora que ya las tienes identificadas, te pregunto: ¿las pones en práctica? ¿Qué podrías hacer para practicarlas más?

Cuando usas estas fortalezas, ¡te sientes llena de energía extra! Úsalas en aquellas actividades rutinarias que sí o sí debes hacer; de este modo podrás transitar por ellas de una forma llana y amena para ti.

Necesidad de dar sentido a la vida

La necesidad de dar sentido a la vida es el hambre de encontrar un propósito y significado para nuestra existencia. Este apetito —tan importante como el hambre de comida o de afecto— surge cuando empiezas a utilizar tu potencial para contribuir a la felicidad de los demás. Haces una entrega superior, ya que va más allá de tus necesidades.

En mi caso, lo que da sentido a mi vida es contribuir a que las mujeres se liberen de esas estacas que las mantienen ancladas a su sufrimiento y que las hacen esconderse y empequeñecerse. Para ello, empleo las que considero que son mis fortalezas: experiencia, resiliencia, gratitud y curiosidad.

Hay personas que sienten un vacío y se bloquean en este punto. Eso no significa que su vida carezca de sentido, sino que quizá ahora no identifican sus fortalezas y no saben cómo ofrecérselas al mundo. La baja autoestima, la imagen corporal distorsionada y el sentimiento de vacío pueden dificultar la búsqueda de un propósito en la vida.

Sin embargo, es posible encontrarle sentido a la vida incluso en medio del tsunami. Quizá te resulte más fácil si te lo planteas como un momento para aprender a conectar contigo misma. O para ofrecer una mejor relación a tu familia. También puedes crear una comunidad virtual para ayudar a otras mujeres que estén transitando un momento vital como el tuyo. En cualquier caso, te aseguro una cosa: **ayudar ayuda**.

En mi caso, **un paso imprescindible para sanarme fue cultivar la espiritualidad y potenciar en mi vida la fe.** Y cuando hablo de fe, me refiero a algo que va mucho más allá de una religión. Se trata de una actitud, de confiar más allá de lo tangible, porque las mujeres que tendemos a tener problemas con la comida tendemos también a ser perfeccionistas y controladoras. Y el gran antídoto para trascender nuestra mala relación con la comida, el cuerpo y la vida es **confiar**. Algo que para muchas de nosotras es casi titánico.

Por más que quieras controlar tu vida, esta te lleva por caminos inesperados. En esos momentos, tan solo nos queda soltar y dejar de luchar. Cuando lo hacemos, creamos terreno fértil para nuevas experiencias y podemos pasar a otra pantalla.

Ahora que ya conoces los diez tipos de apetito, ¡no te conformes con satisfacer tu hambre nutricional y de placer! Puedes hacer mucho para saciar tus necesidades más profundas. A menudo pensamos que la comida es la respuesta, pero esta solo proporciona una solución temporal y efímera.

¿Por qué no te tomas un momento para reflexionar y reconocer qué tipo de hambre te domina? ¿Se trata de un apetito intelectual, social, profesional…?

En cuanto lo sepas, ¡toma medidas para nutrirte de lo que realmente necesitas! Sé valiente y atrévete a desafiarte, a romper patrones y creencias arraigadas.

Eso sí, hazlo paso a paso —no caigas en la ansiedad de querer resolverlo todo de golpe— y te darás cuenta de que eres una MUJER PODEROSA, capaz de cubrir tus necesidades.

¡Toma el control de tu vida y satisface tus apetitos más profundos!

EJERCICIO

Detecta qué tipo de hambre tienes y cómo puedes darte lo que necesitas. Cuando averigües cuál es tu tipo de apetito, aprenderás a darte lo que realmente necesitas.

Mi objetivo es que tu conducta a la hora de comer sea el camino que te lleve al crecimiento personal. En este sentido, el hambre es un mensajero que te avisa de algo que necesitas, una llamada interior que surge cuando tienes necesidades físicas, emocionales o psicológicas.

Por tanto, pregúntate: «¿De qué tiene APETITO mi vida?». Trata de reconocer al menos cinco tipos de apetito y escríbelos.

Ahora decide cómo satisfacerlos. Anota diez acciones que vas a hacer para lograrlo. Puedes tomar como ejemplo cualquiera de las ideas que te he ido dando hasta ahora.

Piensa en acciones que quizá te hayan apetecido, pero que hasta ahora no te has atrevido a hacer. Escribe aquí y ahora cómo las harás durante las próximas diez semanas. Es importante que te las agendes.

15
Gordofobia y cultura de la dieta

Vivimos avasalladas por mensajes gordofóbicos que nos dicen que hay un cuerpo digno de amor y respeto que, casualmente, solo lo tiene un cinco por ciento de la población. Las mujeres que forman parte del 95 por ciento restante acaban siendo clientas cautivas de dietas, medicamentos u operaciones para encajar en ese estándar y recibir la aceptación, el sentimiento de pertenencia y el éxito en la sociedad. Un horror para estas mujeres y un negocio redondo para todos los que venden dietas, medicamentos, cirugías, etc.

Cuando las mujeres nos sentimos atrapadas, obsesionadas y desnutridas, es más fácil que nos sometan y nos impidan sacar a la luz nuestra fuerza, nuestra capacidad de crear, construir y vivir la vida. Como ya has ido viendo a lo largo del libro, la relación problemática con la comida es solo la punta del iceberg, ya que en las capas más profundas se encuentra una insatisfacción con el cuerpo y con la vida.

Plantéate una cosa: si la comida no tuviera calorías, ¿te preocuparías y pensarías tanto en ella?

Lo más seguro es que no. Pero en realidad nuestro punto débil es el cuerpo. Un 90 por ciento de las mujeres se sienten incómodas con su cuerpo, independientemente de su peso. ¿El cuerpo de todas ellas es defectuoso? ¿O es que se les ha hecho creer que su cuerpo es inadecuado?

Tu cuerpo no es el problema; el problema es lo que te han hecho creer sobre él. Desde que eras muy pequeña, la sociedad te ha mostrado de distintas formas y por diferentes medios cuerpos deseables como sinónimo de éxito, salud y prosperidad. Pero lo peor es que te han entrenado para sentirte insuficiente tal y como eres, incluso si llegas a tener ese cuerpo casi inalcanzable.

Han calado en nosotras esos mensajes destructivos, que dañan nuestra autoestima, perpetúan la gordofobia y dificultan la inclusión de los distintos cuerpos en la sociedad. Incluso cuando alcanzamos el peso anhelado, siempre nos queda el temor por mantenerlo de por vida.

La cultura de la dieta nos ha hecho asociar un sinfín de características positivas con la delgadez: belleza, éxito, valor, amor, salud, etc. **Y, por el lado opuesto, ha asociado cualidades negativas a la gordura:** irresponsabilidad, descuido, suciedad o fracaso.

Esto nos lleva, claro, a querer formar parte de la tribu de las delgadas, la «buena». Y si no lo conseguimos, si no alcanzamos ese estándar tan deseable, la sociedad se encarga de decirnos que la culpa es nuestra, porque no tenemos suficiente fuerza de voluntad.

¡Es hora de rebelarse! Es hora de romper con estas creencias del pasado y transgeneracionales. Nuestras hijas merecen una visión diferente de su cuerpo, y debemos dejarles a ellas y a nuestras nietas un mundo mejor.

Para ello, es fundamental desafiar estos mensajes y trabajar juntas para construir una sociedad más inclusiva, en la que se valore la diversidad de los cuerpos y se promueva el bienestar y la aceptación de todas las personas, sin importar su tamaño.

Grábate esto a fuego: no naciste odiando tu cuerpo, te enseñaron a hacerlo. E igual que lo aprendiste, puedes reprogramarlo.

Sentirte sometida, rabiosa por la falta de comida y obsesionada con la dieta y con el cuerpo hace que tu energía vital se vaya por el desagüe y te hace entrar en un bucle infernal. Quiero librarte de esa condena y que toda la energía y el dinero que gastas en restringirte, hacer dietas, tomar pastillas, ponerte cremas o incluso operarte los uses en algo constructivo. Quiero que te comas la vida en vez de obsesionarte con la comida y con el cuerpo.

Consecuencias del miedo a engordar

Empecemos definiendo qué es el hambre. Según el diccionario de la Real Academia Española de la lengua, en su tercera acepción, es un «apetito o deseo ardiente de algo». Es muy revelador que diga «algo», pues puede tratarse de alimentos, pero también de amor, éxito, seguridad, etc.

Tener hambre no supone un fallo en tu sistema, es natural. Y, además, es una herramienta muy poderosa para descubrir lo que deseas en la vida. Es un mensajero que te brinda valiosa información acerca de qué necesidades tienes y no estás cubriendo.

En consulta me encuentro con muchas pacientes que, desde muy pequeñas, han tenido el síndrome de la niña buena, de manera que se ven incapaces de poner límites, de expresar abiertamente sus necesidades por miedo a la reacción de sus padres; por no molestar, porque consideraban que mamá estaba superada, o por no desagradar a papá y su alta exigencia...

Esta castración es un freno para ir con fuerza hacia la vida. Si bloqueamos la energía de la rabia, que nos protege del otro y nos da fuerza para crear y perseguir nuestros anhelos, como vimos en capítulos anteriores, esa emoción reprimida acabará encontrando su cauce. ¿Y qué cauce encontrarán esas frases no dichas y esos anhelos no desarrollados?

El hambre es un mensaje de lo que nos falta, y no tiene sentido pelearse con el mensajero. Comer por ansiedad o darte un atracón es en realidad un reclamo de tu interior, una voz dentro de ti que te habla para que la atiendas. Es la forma en que el cuerpo te comunica tus necesidades.

El hambre te trae un MENSAJE DE TU INTERIOR.

Para acceder a él, basta con mirar el hambre con cariño y hacer un trabajo que no dependa de controlar los impulsos, hacer dietas o ayunos, reprimir los antojos y tener fuerza de voluntad.

A menudo intentamos resolver estos problemas alimentarios siguiendo ciertos patrones, pero estos métodos no solo no ayudan, sino que pueden empeorar la situación.

Imagina, por ejemplo, que tienes miedo a ganar peso o a no ser capaz de adelgazar. Imagina que esto te lleva a hacer cosas poco saludables, como seguir dietas estrictas, hacer mucho ejercicio, aislarte o incluso recurrir a procedimientos arriesgados como tomar píldoras para adelgazar, realizar ayunos o afrontar retos deportivos extenuantes.

El miedo te lleva a ver el hambre y la comida de manera simplista, como buena o mala, permitida o prohibida. Te sientes culpable cuando comes lo que crees que está prohibido: «Comí paella, he pecado».

Pero la comida no es en sí buena ni mala. No tiene una etiqueta moral propia. Somos nosotros, los humanos, quienes se la asignamos. No hay alimentos malvados o virtuosos. Por supuesto, hay comidas más nutritivas que otras, pero eso no significa que tu valía personal o tu honradez estén en juego por lo que comes. Disfrutar de un postre de vez en cuando no te hace ser mala persona, igual que comerte una ensalada no te sitúa en una categoría moral superior.

La relación con la comida debe parecerse a la de una madre tierna y cariñosa con su hijo, que cuida a su hijo a nivel físico y emocional, con equilibrio y respeto. Si un día quiere brócoli, se lo dará, pero si al siguiente le apetece chocolate, le permitirá comérselo sin culpa y con disfrute.

Esta madre tierna y cariñosa debe encargarse de moderar las disputas entre la madre hiperexigente, siempre imponiendo reglas y restricciones, y la niña traviesa que solo quiere comer lo que quiere cuando quiere.

Lo que te dices sobre la comida

Mantener una relación saludable con la comida no tiene que ver tanto con lo que comes como con lo que te dices mientras comes.

Párate un momento a leer estas frases:

- «Puedo cenar porque he ido al gimnasio».
- «Ya he comido mucho, mejor no ceno».
- «Los procesados son mierda».
- «No tendría que haber comido tanto... Bueno, hoy correré el doble».
- «Ya he comido muchos carbohidratos hoy».

¿Te suenan? Todas tienen en común que son producto de la cultura de la dieta y que no sirven para cuidarnos, sino para castigarnos. Lejos de ser buenas para nuestro bienestar, nos hacen estar cada vez más desconectadas de la sensación de hambre-saciedad, de nuestros gustos y del cuidado real hacia nosotras mismas. En última instancia, incluso hacen que nos olvidemos de qué nos gusta en realidad.

La buena noticia es que podemos desandar el camino, volver a comer como cuando éramos niñas, con esa alimentación intuitiva que hemos perdido, esa conexión con lo que necesitamos, nos gusta y anhelamos. Eso sí, para llegar ahí necesitamos reprogramar la mente y hacer détox de conversaciones «dietólicas», de comentarios sobre el cuerpo y de instagramers que te dicen cuál es la mejor forma de comer, vivir y ser.

La cultura de la dieta nos agota. Las conversaciones internas hacen que el cuerpo segregue cortisol, la hormona del estrés, que impide una digestión adecuada, lo que suele provocar inflamación después de comer.

A menudo culpamos a los alimentos de esa inflamación cuando en realidad los causantes son la culpa, el autojuicio y el miedo. Al final, no conseguimos el resultado deseado y todavía nos culpamos más, diciéndonos cosas como: «Estoy harta, no tengo remedio, me falta fuerza de voluntad».

Después de años a dieta, muchas de mis pacientes acaban no solo agotadas, sino incluso asqueadas, y se niegan a pasar por otra dichosa restricción.

¿Cuántas veces has oído decir que mantener la dieta es cuestión de fuerza de voluntad?

Este concepto me parece tan absurdo... ¿Por qué deberíamos tener fuerza de voluntad para ir en contra de nuestra naturaleza, es decir, para pasar hambre? Es como si alguien nos dijera que debemos aguantar las ganas de orinar o de respirar, la sed o el sueño, y que podemos lograrlo a base de fuerza de voluntad. ¿Por qué deberíamos tener fuerza de voluntad para algo así? ¿Podríamos pasar días sin orinar lo suficiente, beber lo suficiente, respirar lo suficiente o dormir lo suficiente? Entonces ¿por qué creemos que podemos pasar largas temporadas sin comer lo suficiente?

Hacer dieta es ir en contra de nuestra naturaleza: es darle al cuerpo menos alimento del que requiere y tenerlo hambriento. Es insostenible, y en absoluto se trata de una cuestión de fuerza de voluntad.

Romper la dieta es, al fin y al cabo, un acto de supervivencia.

Cuando lo haces, estás escuchando la llamada de tu cuerpo, que te pide a gritos el alimento que no le has dado en días. Literalmente te grita, con un hambre voraz y descontrolada, para que te repongas de la inanición a la que lo has sometido. Y tiene todo el sentido, pues te pasaría lo mismo si estuvieras una semana bebiendo poquísima agua: al cabo de unos días tendrías que beber mucho para recuperar el líquido del que has privado a tu cuerpo.

La industria de las dietas seguirá empeñándose en decirte que es cuestión de fuerza de voluntad, ¿sabes por qué? Porque la mejor estrategia para seguir vendiéndolas es echarte a ti la CULPA del fracaso. De esta forma, te convierten en una eterna clienta cautiva. Mientras sigas pensando que la que falla eres tú, seguirás intentándolo y enriqueciendo a una industria multimillonaria que se lucra con tus inseguridades.

Cómo nos afectan las dietas

Además de la baja autoestima que provocan los ciclos difíciles por los que transitamos, las dietas nos afectan de otras maneras:

A nivel físico. El estrés provoca un aumento de los niveles de cortisol y glucosa en la sangre, lo que puede conducir a la acumulación de grasa, en especial en el abdomen. También experimentamos retención de líquidos y una desaceleración del metabolismo. El cuerpo sufre cambios significativos cuando estamos bajo un estrés constante:

- Exige más glucosa.
- Activa la hormona del hambre (ghrelina), lo que aumenta el apetito y disminuye la sensación de saciedad.
- Libera otras hormonas, como la adrenalina, la noradrenalina y el cortisol, que nos llevan a acumular aún más grasa.

A nivel emocional. En momentos de estrés, las hormonas cerebrales de recompensa, como la dopamina y la serotonina, tienden a disminuir. Este fenómeno nos impulsa a buscar alimentos más palatables (más agradables al paladar).

A nivel comportamental. La escasez de tiempo y el ritmo acelerado pueden inducirnos a comer de forma compulsiva para liberar el estrés y reducir la carga emocional.

Para sanar la relación con la comida y el cuerpo es básico abordar la gestión emocional, como hemos visto en capítulos anteriores. Debes averiguar cómo te has manejado ante las vicisitudes, alegrías y penas de la vida, y comprender cómo influye esto en tus hábitos alimentarios.

Asimismo, es fundamental que analices tu temor constante a ganar peso, ya que esto genera un estrés continuo. Como resultado, provoca un estado emocional propenso a seleccionar alimentos más palatables para aumentar la dopamina y la serotonina.

Si te sientes atrapada en un ciclo constante de dietas y preocupaciones sobre la comida y el cuerpo, me gustaría invitarte a elegir un camino diferente: soltar el control y las dietas, y considerar dónde estás hoy. Y cuando digo «soltar» no me refiero a resignarte, sino a dejar de forzarte, a dejar de luchar.

En vez de restringirte, explora formas de manejar las emociones, fortalecer tu seguridad y atender tus necesidades. La ansiedad que provoca no saber gestionar las emociones y la Radio Miseria que tienes encendida todo el día no se combate con calma, sino con confianza. Porque lo contrario a la ansiedad no es la calma, sino la confianza, como vimos en el capítulo 8. Necesitas:

- Confianza en tu capacidad para afrontar los conflictos.
- Confianza en que tus emociones son válidas.
- Confianza en tu red, para pedir ayuda cuando la necesitas.
- Confianza en tu capacidad para tomar decisiones.
- Confianza en tus vínculos románticos, para no vivir hiperalertada.

Intentar calmarte sin construir esta confianza es como intentar pasar del punto A al B sin que exista una carretera entre ellos. Por eso, no trates de imponerte un «relájate». Sé consciente de que estás en un proceso para ir ganando confianza poco a poco.

Te darás cuenta de que tu ansiedad disminuirá a medida que te sientas más segura en estas áreas y ganes confianza con pequeñas acciones diarias.

Si te enfocas en lo que te preocupa y lo transformas en una ocupación, tu ansiedad bajará *ipso facto*. A fin de cuentas, la ansiedad no es más que una respuesta de alerta del sistema ante situaciones que percibe como peligrosas. Nace de la inseguridad en distintas áreas a la hora de relacionarnos: académica, laboral, familiar... Y por la presión social que sufrimos todas nosotras de tener un físico de diez.

> **La confianza es ser amables con nosotras y enviarnos mensajes de refuerzo, como: «Es normal que esté nerviosa, pero puedo con esto».**

Estos mantras de refuerzo nos ayudan a ser conscientes de nuestras habilidades y a relativizar el miedo al error. En este momento de tu vida, es necesario que detectes qué necesitas y que trates de dártelo. Imagínate, por ejemplo, que estás con tu pareja y que te has colocado en un rol de cuidadora/salvadora/mamá de él, algo que hacemos muchas mujeres.

Cuando necesitas algo por su parte, que te escuche o que te apoye con alguna situación que estás viviendo o sintiendo, en vez de acompañarte en tu dolor, te hace sentir mal. Te dice que eres una cansina por el mero hecho de expresarte.

Si no pones un límite a esto, seguramente tratarás de cubrir esa necesidad de amor y contención de otra forma: comiendo, controlando a tu pareja o teniendo ataques de celos para demostrarte que tú también puedes vulnerabilizarte ante él y aun así ser acogida. La mente es compleja, y si no dignificas tus emociones, pensamientos y acciones, buscará la forma de hacerlo, que en la mayoría de los casos será la peor para ti.

En definitiva, la mera restricción no funciona a largo plazo para mejorar tu relación con la comida y el cuerpo. Debes abandonar tu mentalidad «dietólica» y reprogramar tu mente. Los siguientes ejercicios te ayudarán a hacerlo.

EJERCICIO

Si sientes mucha ansiedad pero no sabes detectar el motivo, te invito a que te compres una libreta bonita para iniciar un proceso de reconexión contigo. Cuando la tengas, empieza a escribir sin sentido, practica la escritura libre, vomita todo lo que estás sintiendo y lo que no quieres para ti. ¡Expúlsalo! Libérate de las emociones que te estás tragando.

EJERCICIO

Intenta recordar cuándo comenzaste esta relación tormentosa con la comida y con tu cuerpo. Escríbelo y permítete conectar con la emoción. Si tienes ganas de llorar, llora. Si sientes rabia hacia algo que sucedió o hacia alguien en particular, exprésala. Estas emociones pueden haberte acompañado durante años y aún te afectan en forma de ansiedad, tristeza, depresión o enfermedad física.

Todas las que hemos pasado por un trastorno alimentario o hemos tenido una mala relación con la comida acabamos sintiendo una enorme culpa por no poder salir del hoyo, de ese bucle infernal de atracones, o porque sentimos que nuestra alimentación y nuestra vida están cada día más y más bunquerizadas. No entendemos por qué nos sentimos y actuamos así, incluso pensamos que somos los únicos bichos raros en la tierra que nos tratamos de ese modo, y que jamás de los jamases solucionaremos nuestra relación con la comida.

Te propongo que eches la vista atrás y escribas tu cronología emocional. Identifica los hitos emocionales más potentes de tu vida. Si no recuerdas muchos, no pasa nada. Tú escribe e incluye momentos en los que hayas sufrido por experimentar con tu cuerpo y con la comida. Quizá acudan a tu memoria aspectos que ni siquiera recordabas. Puede que tengas *insights* potentes y entiendas de dónde vienen, lo cual te permitirá ser más compasiva contigo. Eres como eres por algo, y tienes motivos para estar como estás, solo que a lo mejor los enterraste.

Aquí el mantra liberador y sanador es **«La verdad nos hará libres»**.

Como dice mi amiga, compañera y terapeuta Yvonne Laborda, si alguna vez fuimos inocentes fue de niñas, así que ya es hora de interiorizar que ya no somos esas chiquillas, que nos podemos contar la verdad para dignificarnos.

Este ejercicio sirve para dignificar a esa niña, adolescente o mujer que sufrió, que se acostumbró a callar, que se sintió abandonada. Ahora ya no eres esa chiquilla indefensa que dependía de la aprobación externa, del amor de mamá y papá, para sobrevivir. Tu yo adulto puede empezar a mirar a esa niña y a darle el valor que siempre debió tener.

Importante en este ejercicio: Los RESPONSABLES de lo que ocurrió cuando eras una niña son los ADULTOS que estaban a tu cargo. No estamos culpando, pero sí responsabilizando; no quiero que te quedes secuestrada años en tu infancia, pero conviene poner orden en lo que ocurrió. Darte un lugar, dignificarte. Solo en ese momento podrás mirarte aquí y ahora de una forma más compasiva y vivir la vida que te mereces.

EJERCICIO

Conocer tu historia y escribirla es un acto de valentía. Además, así entenderás por qué a día de hoy tu relación con la comida y tu cuerpo es como es.

Vamos a seguir trabajando en esta línea. Te invito a responder a esta pregunta: **¿en qué momento comenzaste a sentirte incómoda con tu cuerpo?**

Tal y como te he dicho, nadie nace odiando su cuerpo. Si realizas tu cronología y eres honesta con tu historia podrás dejar de abandonarte de una vez por todas. Comprenderás, al fin, por qué te resulta tan difícil aceptarte y, por tanto, bajará tu «culpabilitis» y disminuirá tu ansiedad por la comida.

EJERCICIO

Practica una nueva forma de relacionarte contigo y con tu cuerpo. Plantéate algunas preguntas sencillas: «¿Qué le gusta a mi cuerpo? ¿Qué no le gusta? ¿Respeto sus límites? ¿Me toco? ¿Noto partes tensas?».

Plantéate lo siguiente cuando te muevas y obsérvate: «¿Mi cuerpo se encoge o se expande, se abre o se cierra, se tensa o se relaja? ¿Qué lo enchufa a la vida?». Mediante esta práctica sabrás qué necesita tu cuerpo y qué no.

En realidad, lo que te pido es que inicies una relación de amistad con tu cuerpo, con la comida y con la vida. Es una forma de automaternarte desde un lugar amoroso y tierno, porque quizá lleves años manteniendo una relación tóxica contigo a través de dietas, maratones físicos, retos, ayunos, pastillas y operaciones donde solo había odio, rechazo y lucha.

EJERCICIO

Haz détox de esas informaciones que te desconectan de ti y te desempoderan. En especial, evita todo aquello que potencie la mentalidad de las dietas: canciones, chistes, redes sociales y amistades que te afecten de forma negativa.

Sé honesta y revisa qué tipo de información metes en tu cabeza. Tu cabeza es tu templo, por lo que debes ser muy cuidadosa con lo que introduces en ella. La calidad de lo que ingerimos intelectualmente influye en las emociones y, por ende, en la conducta. Si estás todo el día pensando «Soy una mierda, esta instagramer sí que lo hace bien», te sentirás fatal... ¿Y cómo crees que actuarás?

EJERCICIO

Cuando llevas años haciendo una dieta tras otra, se crea una identidad «dietante» que no te permite identificarte contigo sin restricciones, privaciones o compulsiones. Abandonarla puede parecerte como dejar de ser tú, ya que quizá lleves toda la vida a dieta, pero es un acto de coraje necesario para ir hacia tu libertad alimentaria.

Al fin y al cabo, ¿dónde te han llevado todos estos años de dieta y restricciones? Te lo diré sin paños calientes: a acumular fracasos, a tener una peor relación con la comida y a reducir tu autoestima por no bajar de peso. Sin contar con que seguramente tu metabolismo ha empeorado en todo ese tiempo. Así que debes separarte de tu identidad «dietante» lo antes posible. Es un ejercicio difícil que tal vez te lleve un tiempo, pero es fundamental para seguir avanzando hacia tu salud y tu bienestar.

16

Los atracones

He mencionado en diferentes momentos del libro los atracones. Es un tema delicado para las personas que sufren trastornos alimentarios, por eso voy a dedicarle este capítulo.

Los atracones tienen una cosa en común con las dietas: no basta con la fuerza de voluntad para evitarlos. Hemos visto en el capítulo anterior que vivimos presionadas por un entorno que nos empuja a hacer dieta, pero según demuestran los estudios, el 95 por ciento de las mujeres que siguen dietas no obtienen resultados a medio o largo plazo. Estamos viviendo un momento sociocultural donde se pone mucho énfasis en la estética, lo cual provoca que seamos carne de cañón para las dietas y los ayunos de todo tipo.

El tema de los atracones forma parte de este contexto y de esta presión del entorno para que tengamos un cuerpo perfecto, según ciertos cánones. En mi caso, tal y como te explicaba al inicio del libro, pasé muchos años sufriendo dietas, atracones y purgas varias.

Ahora puedo contarlo desde el otro lado del puente, así que voy a tratar de ayudarte a que tú también lo cruces. O, dicho de otra forma, a que salgas de la alimentación carcelaria y de los atracones.

Existen dos tipos de atracones:

- **Atracón emocional.** Se inicia como una respuesta a la falta de regulación emocional con la madre, por un trauma infantil o por abusos de todo tipo. Al nacer, todos necesitamos contención, seguridad, amor y comida, pero si, por el contrario, sentimos abandono o negligencia emocional, vamos desplazando esa carencia hacia la comida. El ciclo del atracón emocional comienza con la experiencia de una emoción negativa, seguida por el deseo de comer como forma de calmarla. Esto lleva a una pérdida de control durante la ingesta, con sentimientos de culpa y vergüenza después. Aquí lo importante es comprender las raíces emocionales, o sea, las emociones que subyacen bajo los atracones. Pueden tener orígenes diversos: el estrés del trabajo o las relaciones, la baja autoestima, los traumas del pasado, etc.
- **Atracón reptiliano.** Cuando una niña se convierte en adolescente y es sometida a la cultura de la dieta, acaba dándose atracones reptilianos, producto de procesos restrictivos y compulsivos para conseguir el peso que desea. Son atracones que no tienen nada que ver con las emociones ni con cómo te encuentras.

En ambos casos, es posible salir del bucle infernal atracón-culpa-purga. El único requisito es hacer algo muy diferente a lo que has hecho hasta hoy. Es importante que revises tu historia, como hemos visto en capítulos anteriores, y en concreto tu relación con los atracones. Yo me di mi primer atracón a los dieciséis años: pan de molde, mantequilla y mermelada. ¡Me zampé una bolsa entera!

El último que recuerdo fue a los veintiocho años, poco antes de la noche oscura del alma y de mi renacer. En aquel momento aún creía que era adicta a los procesados o a los dulces. Perdía el control casi a diario y no entendía nada. Y los únicos mensajes que me llegaban desde fuera eran barbaridades como estas: «Estás así por falta de fuerza de voluntad», «Necesitas comer menos para bajar el índice glucémico», «Tienes que retirar esa mierda de tu casa para evitar darte el atracón», «No salgas a eventos o no podrás contenerte», «Haz deporte hasta morir para compensar toda la porquería que te has comido».

A lo largo de este capítulo voy a ir rebatiendo todas estas falsas creencias. **La primera de ellas, que para erradicar los atracones necesitas fuerza de voluntad, es probablemente la más dañina.** De los nueve años hasta los veinte, nadé entre cinco y seis horas al día. Me despertaba a las cinco de la mañana para empezar a entrenar a las seis, apenas salía de fiesta y llevaba un estilo de vida saludable. ¿Alguien puede decir que me faltaba fuerza de voluntad?

Sin embargo, me daba atracones a escondidas. En ocasiones, conseguía que fueran pequeños, pero luego reaparecían con fuerza demoniaca. Pasé por dos centros de tratamiento de trastornos de la conducta alimentaria, además de por muchos psicoterapeutas, nutricionistas y psiquiatras, pero lo único que hicieron todos ellos fue medicarme.

La medicación funcionaba hasta que dejaba de hacerlo, y el efecto rebote era muchísimo peor. Llegué a pensar que tendría que aprender a vivir con los atracones y medicada, recluida en casa para digerir todo lo que había comido y que no vieran que me estaba poniendo como una foca (según mi perspectiva, claro).

Sumida en esa ceguera y oscuridad absolutas, creí que lo mejor era seguir una vida afín a mi estado neurótico, es decir, aislada, comiendo y luego haciendo deporte de forma compulsiva para quemar todo lo ingerido.

Después de años de reclusión restringiendo todo tipo de alimentos, sin casi comer de día y con atracones nocturnos, decidí dejarlo todo y marcharme a Brasil, como ya te he contado. Y ahí empezó mi recuperación. Cuando te revele cómo lo conseguí, ¡te explotará la cabeza!

Pero antes de explicarte cómo salir del bucle infernal de los atracones tengo que describirte cómo funciona:

1. Pensamiento: «Estar delgada me dará lo que deseo, es decir, aceptación, amor y reconocimiento».
2. Empiezas una dieta nueva: Luna, alcachofa, détox, ayuno...
3. Tienes hambre y pierdes el control.
4. ¡Atracón! Comes de forma desproporcionada, sin saborear lo que te metes en la boca. No hay placer, casi no hay consciencia. Es como un tsunami que te atraviesa y que, cuando acaba, deja los restos de su fuerza y te hace ver que has arrasado con todo sin darte cuenta.
5. Pensamiento: «Debería hacer algo para compensar toda la mierda que me he comido».
6. Te sientes culpable, avergonzada, y quieres contrarrestarlo con vómitos, laxantes, exceso de ejercicio...
7. Esto te produce malestar físico, culpa, vergüenza y, sobre todo, sentimiento de fracaso. Debido a tu bajo estado de ánimo tras darte un atracón, independientemente de tu peso y volumen corporal, lo más seguro es que tu autoimagen se vea afectada. Aunque pueda parecer extraño, una persona que está a punto de llegar a la inanición puede seguir viéndose gorda.
8. Generas un pésimo estado emocional en ti que te lleva a entrar de nuevo en el ciclo.

Cuando te das un atracón de este tipo, tu cerebro reptiliano, el que te protege para que salgas viva, se apodera de ti: tu neocórtex baja a niveles estratosféricos y no te permite razonar. Por eso se anula tu voluntad, pones el piloto automático y pierdes el control sobre tu comportamiento.

Los atracones no tienen nada de civilizado. Desde el punto de vista psicológico, son episodios de disociación en los que el cuerpo y la mente se dividen para que sobrevivas al estado de alerta al que lo sometes. En algún momento tu cuerpo ha detectado que lo estabas exponiendo a demasiadas restricciones, y por eso ha aparecido el atracón.

Si llevas años en terapia y te han pedido que describas lo que sentías o qué pasó el día antes de darte el atracón, debo decirte que no sirve de nada. Tus atracones se dispararon por restricción mental o real, pero, en definitiva, por RESTRICCIÓN.

Los atracones te atropellan y te comprimen el alma. Antes del atracón, te quedas sin aire y, si no buscas comida, no puedes parar.

La mayoría de los psicólogos a los que hemos acudido quienes hemos vivido estos episodios nos retrotraen al pasado. Nos hacen escribir o reflexionar sobre si ocurrió algún problema emocional que desencadenara el atracón. Pero lo cierto es que en la mayoría de las ocasiones no hay nada emocional ni minutos antes ni durante esa semana, solo automatismo y descontrol.

Los atracones son tan intensos que incluso puedes llegar a pensar: «¿Qué demonios es esto?». Por encima de todo, no deseas que se repitan, pero te producen un placer tremendo, ansias de seguir comiendo y, posteriormente, mucha culpa por el descontrol.

Si te identificas con lo que te estoy contando, si crees que te has dado o te das atracones, te quiero lanzar un salvavidas, porque deseo que salgas de ahí. Yo hubiese agradecido muchísimo contar con esta información cuando estaba dentro de ese pozo.

Empecemos con un sencillo ejercicio de pura observación.

EJERCICIO

Analicemos la antesala o el impulso del atracón. Responde a las siguientes preguntas de forma clara y sencilla:

- ¿Por qué crees que te das atracones?
- ¿Qué sientes y qué piensas antes del atracón?

Describe también las sensaciones corporales que tienes justo antes de que se desate la avalancha del atracón.

En la mayoría de los casos, la antesala es la respiración acelerada, los nervios, la impulsividad, el miedo mezclado con la culpa, la incapacidad de parar y, en especial, la necesidad de comer sin que nadie te detenga.

El atracón se produce porque antes experimentas una sensación de vacío que te tensa y te produce ansiedad, lo que se convierte en un impulso. En el 80 por ciento de las ocasiones, los impulsos previos no son emocionales ni tienen que ver con falta de fuerza de voluntad. Son biológicos y, si trabajas en ellos, desaparecen como por arte de magia. ¿Y si te dijera que si resolvemos esta parte biológica todo lo demás se disuelve?

La autocompasión como precepto a la sanación

Si estás dándote atracones, lo primero que debes hacer es amigarte con ellos en vez de querer eliminarlos de tu vida *ipso facto*. No debes culparte por no poder frenarlos ni luchar contra ellos.

La idea es que empieces un camino nuevo en el que dejes de lado la castración, el automaltrato y la exigencia. Ya los has explotado demasiado, y ya sabemos cuál ha sido el resultado.

Te invito a que pongas nombre a esa parte de ti que tiene síndrome de culpabilitis, esa que se siente inferior a todos y a todo, esa que no se acepta. Si no puedes ponerle nombre, materialízala.

Coge una pulsera, un reloj o cualquier objeto y asígnale ese papel. A partir de ahora, ese objeto será la voz que te maltrata a diario, que no te deja en paz, que te estresa, que te mantiene todo el día en alerta y con el cortisol en vena.

En mi caso, cogí una goma del pelo a la que llamé Cansina. Cada vez que venía a boicotearme, le decía: «Aaay, Cansina... Sé que me quieres proteger, que durante mucho tiempo el perfeccionismo y la exigencia vinieron a través de ti para hacerme sentir mejor, para creer que de ese modo sería validada y amada, y podría así sobrevivir. Pero ahora estoy en otro momento. Soy una mujer adulta que puede protegerse, cuidarse y marcarse retos de forma amable y sin castigos. Ahora quiero hacer algo diferente con mi vida y mi energía. Ahora quiero tratarme bien».

La única vía que te queda y que jamás has practicado es la autocompasión. Trátate bien, como lo harías con un ser querido al que adoras.

Ten en cuenta que esos atracones que te das no son causados por las emociones, sino que son más bien la consecuencia. Tienen un origen biológico y son producto de un acto reflejo del cuerpo, concretamente del reflejo de hambruna. El cerebro reptiliano, siempre atento a protegernos, activa ese reflejo cuando nos sometemos a restricciones severas como dietas o ayunos. O sea que cuando sometemos al cuerpo a dietas y dietas nuestro sistema nervioso se activa para defendernos. Entonces se desencadena como cualquier otro reflejo, con independencia de nuestra voluntad.

Cuando estimulamos el reflejo de hambruna, el sistema nervioso llega a la conclusión de que hay peligro de muerte por hambre y se activa para no morir de inanición. Se activa si lo activas con dietas u otro tipo de restricciones, pero se desactiva si no lo haces.

Grábate a fuego esto: **en la mayoría de los casos, las emociones o tu mala gestión de ellas no son la causa de los atracones reptilianos, sino su consecuencia.** Las dietas, reales o ficticias, las purgas y la forma moralista de pensar en la comida durante años activan tu sistema nervioso y tu reflejo de hambruna, que reacciona a través de los atracones para sobrevivir.

En un experimento realizado en Minnesota, reunieron a un grupo de hombres sin antepasados con atracones ni dismorfia corporal que mantenían una buena relación con la comida. Se les hizo pasar por periodos de hambruna y, de repente, empezaron a darse atracones. Se demostró que muchos de los atracones no eran emocionales, sino biológicos.

Y ahora te pregunto: ¿a qué edad te diste tu primer atracón? Cuando lo tengas claro, te invito a que pienses qué estabas haciendo los días o meses anteriores. Lo más seguro es que pasases periodos de restricción, hicieses alguna dieta de moda o incluso enfermaras y, a causa de eso, perdieses mucho volumen corporal. Tu camino de salida es identificar cómo activaste tu reflejo de hambruna y la solución es dejar de activarlo para regular el sistema nervioso de nuevo.

El atracón reptiliano se originó por querer manipular tus ingestas y así alcanzar el cuerpo hegemónico que te dicta la sociedad. El antídoto es dejar de sentirte culpable por comer, por sentir placer, y en definitiva por VIVIR.

EJERCICIO

Haz memoria y responde a las siguientes preguntas:

- ¿Cuándo te diste tu primer atracón?
- ¿Qué hiciste en relación con la comida y el cuerpo los días o semanas anteriores?
- ¿Qué solías hacer después de los atracones?

Después de un atracón

Durante el proceso de reprogramar tu cuerpo y devolver la normalidad a tu sistema nervioso puedes darte todavía algunos atracones. No te desanimes, todo lleva su tiempo. Esto es lo que debes hacer durante esta fase:

- **Cuídate más y mejor que nunca.** Necesitas más apoyo de ti misma. Trátate como nunca lo has hecho y, probablemente, como nunca lo hizo nadie contigo. Automatérnate de forma tierna y cariñosa.
- **A pesar del malestar físico y anímico, come normal.** Seguramente experimentarás un miedo intenso a ciertos

alimentos o situaciones. Es lo que se llama *fear foods*. Por ejemplo, la simple idea de comerte un helado puede provocarte ansiedad y palpitaciones. Identificar y afrontar las *fear foods* es esencial para tu recuperación, pues te devolverá gran parte de la autonomía y el poder perdido con los atracones. Irás recuperando el control de tu vida poco a poco.

- **Redescubre la alegría de los placeres simples pero esenciales en la vida,** como saborear tus comidas favoritas, aceptar la diversidad de alimentos o disfrutar comiendo con otras personas.

Y si sufres un atracón, haz lo siguiente:

1. **Cambia de lugar.** Ve a un sitio donde te sientas segura y cómoda, un lugar libre de estímulos negativos, neutro o agradable. El comportamiento humano es contextual. Quizá te das atracones en un número muy reducido y previsible de sitios.

2. **Respira de forma consciente, lenta y profundamente.** Dirige tu atención a la respiración en vez de centrarte en tus pensamientos. Puedes usar alguna técnica de respiración, como la 4-5-7, que te explico a continuación:

    ✓ **Encuentra tu espacio.** Busca un lugar tranquilo donde puedas sentarte o recostarte cómodamente, sin distracciones. Cierra los ojos o baja la mirada suavemente.

    ✓ **Conecta con tu cuerpo.** Presta atención a la sensación de tu cuerpo sobre la silla o el suelo. Percibe la ropa sobre tu piel y la temperatura ambiente.

- ✓ **Inhala la calma.** Comienza a inhalar por la nariz de forma natural y suave, contando mentalmente hasta cuatro. Siente cómo el aire llena tus pulmones expandiendo tu abdomen.
- ✓ **Retén la paz.** Mantén la respiración en suspenso durante cinco segundos, disfrutando de la quietud interior y la sensación de plenitud en tu cuerpo.
- ✓ **Exhala la tensión.** Exhala lentamente por la boca durante siete segundos, liberando cualquier pensamiento o preocupación que te agobie. Visualiza cómo el aire sale de tu cuerpo llevándose consigo la tensión.
- ✓ **Repite y renueva.** Repite este ciclo de inhalación (4), retención (5) y exhalación (7) durante cinco o diez minutos, o el tiempo que necesites para sentirte renovada.

3. **Recuérdate la temporalidad del malestar.** Las sensaciones físicas y las emociones desagradables son dolorosas, pero temporales. Pasarán. La experiencia lo demuestra. **Te puede ayudar pensar en momentos complejos que hayas vivido y en cómo los trascendiste airosa y, además, fueron finalmente positivos para ti.** En este caso, suelo usar dos mantras para anclar esta idea. Uno es: «No entiendo por qué estoy viviendo esto ni por qué me tiene que pasar a mí, pero sé que es por mi bien». El segundo es más sencillo, pero muy profundo: «Es lo que hay y está bien».

4. **Practica la autocompasión y trátate con cariño.** En esos momentos difíciles, en los que sientes una mezcolanza de emociones incómodas, te animo a tener conversaciones

más tiernas contigo misma. Hay millones de personas en el mundo que lidian con dificultades como la tuya, mujeres encarceladas en un cuerpo que rechazan, mujeres aparentemente fuertes, y vitales, pero obsesionadas. Repítete: «No soy un bicho raro. Elijo ser amable conmigo. Elijo hacerme cargo de mí misma con amor y responsabilidad».

5. **Recuérdate lo que tu cuerpo puede hacer.** Tu cuerpo es capaz de digerir la comida que has ingerido, aunque tengas sensaciones físicas desagradables durante un tiempo. No has de compensar, purgar o restringir nada después de este atracón. Forma parte del problema, no de la solución. Confía en tu cuerpo. Es tu aliado.

6. **Surfea los impulsos.** Ante los impulsos (olas) de purgar, compensar o restringir después del atracón, ¡coge tu tabla de surf y surféalos! Anótalos, siéntelos, respíralos y deja que se desvanezcan.

7. **Cuida cómo te hablas.** Háblate como le hablarías a tu mejor amiga o a tu hijo: las mismas palabras, el mismo tono, la misma intención, etc. Si lo que te vas a decir no se lo dirías a ellos, ¡para y reformula el mensaje!

8. **Evalúa y escribe sobre lo sucedido.** Cuando estés más tranquila, dedica un tiempo a reflexionar sobre el episodio del atracón y escribe tus conclusiones. Pregúntate qué te llevó a hacerlo (desencadenantes internos/externos), dónde/cuándo sucedió, qué tipo de alimentos ingeriste, qué hiciste después, etc. Esto te ayudará a entender tu conducta y a diseñar un plan preventivo.

9. **Haz autoterapia.** En consulta, recomiendo a mis pacientes que, cuando se sientan más estables y lo vean todo

con más claridad, se graben diciendo cómo piensan, cómo se sienten y cómo actúan cuando todo está bien. De este modo, en los momentos difíciles pueden rescatar esas palabras de aliento, esa forma de pensar, sentir y actuar que las saque del pozo. Te animo a hacerlo: graba audios o vídeos donde te potencies y te animes. ¡Tu voz serena y clara es sanadora!

10. **Observa tu miedo, pero también tu coraje.** Estoy convencida de que tu coraje es superior a tu miedo, así que puedes usarlo sabiamente para recuperarte. Eres valiente e inteligente. No estás sola en el tortuoso camino de la recuperación. Puedes hacer cosas difíciles a pesar del miedo:

- ✓ Esforzarte a diario para reprogramar tu cerebro.
- ✓ Caer en una conducta desordenada y levantarte para cambiarla.
- ✓ Hacer las paces con tu cuerpo después de años de guerra.
- ✓ Alejarte de situaciones y conversaciones dañinas.
- ✓ Admitir que lo hecho hasta ahora no te ha servido.
- ✓ Cuestionar los pensamientos irracionales.
- ✓ Desaprender las creencias inculcadas en el pasado.
- ✓ Buscar ayudar y aceptarla.
- ✓ Ser vulnerable después de años de dureza y represión.
- ✓ Honrar tu cuerpo y sus necesidades.
- ✓ Reconocer las trampas y los autoengaños de la relación desordenada con la comida y el cuerpo.

- ✓ Abandonar las conductas desordenadas que ya no sirven en el presente.
- ✓ Aprender a satisfacer las necesidades afectivas de forma positiva.
- ✓ Decir NO a la cultura de la dieta.
- ✓ Desafiar los estándares de belleza.
- ✓ Poner límites para proteger tu bienestar.

Como dijo Mark Twain: «**El coraje es la resistencia al miedo, el dominio del miedo, no la ausencia del miedo**».

EJERCICIO

Ahora te propongo que nos peguemos juntas un «atracón legalizado».

Primero haz una lista de todos esos alimentos que consideras horrorosos.

A continuación, escribe los que sueles ingerir durante tus atracones.

Planifica finalmente un día y una hora para poner la mesa bien bonita, emplatar todos los alimentos que sueles prohibirte y... ¡a comer se ha dicho!

Hazlo, no lo pienses.

Seguro que cuando estés en medio del atracón legalizado te asaltarán pensamientos de mierda como: «¿Qué hago comiendo todo esto? ¡Me voy a poner como una foca!».

En ese momento es necesario que pares, escuches esa parte de ti que te está machacando constantemente y que le digas algo así: «Te oigo, señorita Cansina, pero a partir de ahora elijo cuidarme y, aunque tengo miedo, ¡estoy en el camino de comer sin culpa! Sé que me quieres defender y que llevas conmigo muchos años aconsejándome para que me sienta más aceptada, pero así no hemos conseguido nada más que entrar en un bucle infernal de atracones-arrepentimientos-culpa. Y de más y más ansiedad. Así que te suplico que me dejes en paz, porque merezco vivir una vida plena. Me merezco comer con placer, en paz y libre de culpa».

Otros consejos que pueden ayudarte a mejorar los resultados de tu atracón legalizado son:

- **Come como si fuera lo último que vas a hacer en tu vida.** Procura estar lo más presente posible y bendice el momento. Haz de cada ingesta un acto psicomágico.

- **Agradece que estás viva** y que te permites comer, nutrirte y sentir placer por ello.

- **Antes de devorar todo el plato, mira tus manos y la comida como si fuera la primera vez que la ingieres.** Si es posible, come sin cubiertos. Siéntete como si fueras una niña pequeña que se permite disfrutar y que no se alimenta en términos moralistas. La comida nunca lo fue. ¿En serio comer brócoli te hace ser mejor persona? ¿Eres peor por comerte un cruasán? ¡Es absurdo!

- **Distingue entre restricción real o ficticia.** La primera es dejar de comer para adelgazar y la segunda es que, aunque comas de todo, en tu mente sigue habiendo restricción y culpa, y, por ende, tu sistema nervioso lo recibe como si estuvieras a dieta.

- **Come cada tres horas y no te saltes ninguna comida.** La mayoría de las mujeres que llevan años a dieta, reales o ficticias, tienden a querer restringir. Por eso es mejor que no te saltes nada, incluso aunque creas que no tienes hambre. A medida que avances en el proceso irás conectando poco a poco con tu alimentación intuitiva. Es decir, podrás escuchar mejor si realmente tienes hambre o no sin el condicionante de la cultura de dieta ni de los autoengaños.

- **Ingiere todos los alimentos que has satanizado (*fear foods*),** aunque sea en pequeñas cantidades, para que tu sistema nervioso se acostumbre a ellos. La idea es que sientas seguridad al comértelos, pero que a su vez te retes a incluirlos y normalizarlos. Es fundamental que no te engañes.

- **Si puede ser, intenta comer con personas que no tengan ningún conflicto con la comida,** que te puedan acompañar desde el disfrute y que te miren con buenos ojos cuando tú lo hagas. Esa mirada de aprobación al comer es la que te faltó y, en consecuencia, la que necesitas para sanar y poder comer como siempre tuviste que hacerlo.

- **Durante el atracón legalizado observa tu cuerpo, tu respiración y tus pensamientos.** Si tu cuerpo está tenso, relájalo; si tu respiración es entrecortada, respira profundamente y desde el abdomen; y si tus pensamientos son chungos, ya sabes: habla con ellos.

- **En caso de que te agobies y sientas que es demasiado para ti, empieza poco a poco.** Introduce un trozo pequeño de esos alimentos prohibidos y haz lo que te acabo de aconsejar.

Tal vez te parezca una idea loca, pero te aseguro que hacer esto va a marcar un antes y un después en tu relación con la comida. En breve verás que los resultados son brutales. No te pido que me creas: simplemente hazlo y lo comprobarás por ti misma. Estás a un paso de tu libertad y de estar en paz con la comida.

Mentalidad restrictiva

Si aun así los atracones no remiten, es posible que todavía tengas muchas resistencias mentales. Te animo a que tengas a mano todos estos puntos que acabamos de ver cuando lleves a cabo el atracón legalizado. También te insto a que releas varias veces el capítulo anterior, el que habla de la cultura de la dieta, para reprogramar tu cabeza. Llevamos muchos años pensando, sintiendo y actuando bajo el yugo de las dietas, por eso necesitamos un proceso de reprogramación que no siempre es fácil.

La mentalidad restrictiva es muy fuerte e inteligente, así que buscará la coartada perfecta para seguir restringiendo la comida. Pero ten en cuenta que, si lo haces, los atracones reptilianos también seguirán.

La mayoría de la gente entiende que la restricción alimentaria es uno de los factores nucleares de la anorexia nerviosa, pero lo que no se comprende es que suele estar en la raíz de la mayoría de los trastornos alimentarios: bulimia, trastorno por atracón, ortorexia, ARFID (por sus siglas en inglés, que se refieren a un trastorno por la restricción de la ingesta) o relación desordenada con la comida.

En la bulimia o el trastorno por atracón, la restricción, que puede consistir en no comer durante horas, limitar la ingesta de alimentos o eliminar ciertos tipos o grupos alimentarios, pone al cuerpo en un estado de privación que suele provocar atracones, los cuales en muchos casos van seguidos de purgas en forma de vómitos, laxantes, diuréticos o ejercicio excesivo.

Las personas con ARFID, por su parte, no se restringen por el deseo de cambiar su cuerpo o perder peso, sino por miedo a los alimentos sólidos o a enfermar, o bien por aversión a ciertas texturas, sabores o grupos alimentarios.

La restricción se puede presentar de muchas formas tras esas etiquetas, y en cada persona, además, puede manifestarse de manera más o menos intensa y evidente. En cualquier caso, no hay duda de que es un factor determinante y lleva a un círculo vicioso muy dañino para el cuerpo y la mente.

Para complicar aún más este panorama, la sociedad actual está obsesionada con la delgadez. La restricción es elogiada, incluso se considera un rasgo de superioridad moral o se asocia erróneamente a una gran fuerza de voluntad, como he apuntado antes.

La restricción, por tanto, desempeña un papel clave en la mayoría de los trastornos alimentarios, sin importar el tamaño corporal de la persona. Abordarla y reprogramar es imprescindible para conseguir una recuperación completa y duradera, es decir, para volver a tener una buena relación con la comida.

Junto a esto, hay que trabajar la aceptación corporal. Aceptar tu cuerpo no significa que todos los días te vaya a gustar, y eso también está bien. Dejemos de romantizar la autoimagen. Cuando te recuperas de una mala relación con la comida, te reconcilias con tu autoimagen y aceptas tu cuerpo, y cuando digo «aceptarlo» es RESPETARLO. Aceptar significa respetar y cuidar.

Empieza a dignificar tu cuerpo, porque te cuida más allá de tu voluntad: tu corazón late sin que hagas nada para que funcione, tus intestinos cogen lo mejor de los alimentos y nutren tu ser... Tu cuerpo es más que un objeto estético, es tu compañero de vida.

Tal vez ahora estés pensando: «Sí, Miriam, pero yo no quiero estar gorda». Es normal que no quieras estarlo, porque la sociedad castiga a las personas gordas, y las delgadas tienen privilegios por serlo. Pero tienes que saber que si sigues en lucha contigo misma, desde ese lugar solo vas a conseguir lucha y más lucha.

Si quieres comerte la vida, toma la decisión ya. Permítete dejar de luchar, rendirte y aceptar donde estás. Solo si dejas de luchar, tu cuerpo podrá recibir algo diferente de ti. Es como si quieres que alguien te haga caso y lo único que haces es maltratarlo. Será muy difícil que consigas tu objetivo, ¿verdad?

Reconocer y respetar la función esencial del cuerpo en términos de salud y bienestar es fundamental para cultivar una relación positiva con él.

Diversidad corporal

A veces, atiendo a pacientes que me dicen: «Miriam, yo no quiero adelgazar por estética, sino por salud. Mi médico me lo ha dicho».

Ante esto, cabe preguntarse: ¿existe un peso saludable? ¿Existe un peso perfecto predeterminado por ecuaciones matemáticas? ¿Acaso tienen el mismo cuerpo una china, una africana y una europea?

Más aún: ¿es el peso algo que podemos controlar? ¿Depende única y exclusivamente de la alimentación y la actividad física? ¿Todas podemos alcanzar el peso «ideal» con fuerza de voluntad?

Si fuera cierto, ¿no seríamos todas iguales, siguiendo los estándares estéticos del momento: esbeltas, tonificadas y con abdominales esculpidos?

La diversidad corporal es la amplia variedad de formas, tamaños y colores que existen de cuerpos humanos. Esta diversidad abarca aspectos como la altura, el peso, la complexión física, el tono muscular, la distribución de la grasa corporal, el color de la piel, las marcas de nacimiento, las cicatrices, las discapacidades físicas y otras características únicas de cada persona.

Es crucial aceptar y celebrar la diversidad corporal, combatiendo los estereotipos de belleza y la discriminación hacia las personas por su físico. Esta aceptación implica:

- **Rechazar la idea de un cuerpo ideal único.** No existe un único modelo de belleza válido. Todos los cuerpos son bellos y merecen ser respetados, independientemente de su forma o tamaño.
- **Valorar la salud individual.** La salud no se define por la apariencia física. Lo importante es llevar un estilo de vida saludable que favorezca el bienestar físico y mental de cada persona.
- **Promover el respeto y la inclusión.** Debemos crear una sociedad donde todas las personas se sientan cómodas y seguras con su propio cuerpo, sin ser juzgadas o discriminadas.

¿Cómo podemos entre todos fomentar la diversidad corporal?

- **Educando en la aceptación.** Es fundamental educar a las nuevas generaciones para que tengan en cuenta la importancia de la diversidad corporal y el respeto hacia las personas con diferentes tipos de cuerpo.
- **Promoviendo modelos diversos.** Los medios de comunicación y la industria de la moda deben mostrar una mayor variedad de cuerpos en sus representaciones.
- **Denunciando la discriminación.** Es importante denunciar cualquier tipo de discriminación o comentario negativo hacia las personas por su físico.

Recuperarás una relación saludable con tu cuerpo cuando aceptes la diversidad corporal y cuando...

- Comas y vivas sin estar 24/7 en restricción, purga, compensación, ingesta de pastillas o ayunos.
- Recuperes tu salud física, normalices tus constantes vitales y las analíticas, tengas un ciclo menstrual ovulatorio regular, un sueño reparador y la libido y los niveles de energía normales.
- Reduzcas el ruido mental y la obsesión con la comida.
- Dejes de pensar todo el día en comida, de calcular todo lo que has comido o comerás, los pasos o el deporte que has hecho o deberías haber hecho.
- Socialices con amigos y familiares sin miedo y mantengas relaciones interpersonales auténticas y plenas.
- Seas flexible en las ingestas, en la forma de comer o cocinar, improvisando a veces o dejándote llevar por el plan de otros.
- Te permitas honrar tu hambre y saciedad, saber qué te

gusta realmente o ingerir antojos sin sentir culpa o criticarte.

- Dejes de usar la comida como narcótico, es decir, cuando dejes de comer para calmar lo que te ocurra en todo momento.

Cuando puedas, en definitiva, comerte la vida, no solo la nevera.

EJERCICIO

Para acabar este capítulo, me gustaría que iniciaras el camino del respeto hacia ti misma. La idea es que te retrotraigas para entenderte. Cuando te des cuenta de todo lo que ha sufrido tu cuerpo, de todos los comentarios que ha escuchado, entenderás por qué aún tienes miedos e inseguridades.

Cuando tenía quince años recibí el primer comentario sobre mi cuerpo. Mis compañeras de natación de dieciocho años me miraron con odio y me dijeron: «Estás bien ahora, pero espera a que hagas el cambio. Si sigues comiendo así, te pondrás como una foca».

Hay algo en la vida que no se borra jamás: lo que nos dicen y nos hiere. Las palabras son como balas que permanecen eternamente; el tiempo pasa, la herida va sanando, pero el recuerdo se mantiene.

Vivimos en una sociedad en la que estamos tan acostumbrados a hablar del cuerpo de los demás que ni siquiera nos paramos un segundo a pensar en el daño que podemos hacer.

Y tú, ¿recuerdas qué comentarios te marcaron? Escríbelos a continuación.

Y ahora baila conmigo y di en voz alta:

«Yo siempre he sido suficiente.
No tengo que parecerme a los demás.
Me acepto tal como soy.
Mi valor no lo miden la báscula ni las tallas
ni mis curvas ni las marcas.
Gracias por ser mi hogar, cuerpo.
Me importas, y siempre te voy a cuidar.
Aunque no me encantes al cien por cien, te voy a respetar».

17

Regresa a tu casa, regresa a tu cuerpo

La fórmula más poderosa para sanar una imagen corporal negativa es la REINCORPORACIÓN, cuya principal reconexión inherente es la corporal. El nutricionista Marc David, fundador de la psicología de la alimentación, lo explica así:

> Reincorporarte significa volver a tu cuerpo. Es el acto de habitar nuestro propio cuerpo. Significa estar en tu cuerpo, bajo sus propios términos. Significa descubrir el placer del cuerpo, sentir las emociones y deseos que tenga que sentir.

¿Estás escuchando lo que tu cuerpo necesita?
¿Le estás ofreciendo el suficiente descanso?
¿Sabes lo que necesitas para comer sano? ¿Y para relajarte?

Empujar y obligar al cuerpo no es estar incorporado o conectado. Abandonarlo o ignorarlo, tampoco. Cuando estamos desincorporados es más fácil que el cuerpo se halle disociado de la mente, que continúe activo sin querer parar, sin escuchar lo que está ocurriendo, incluso que siga comiendo aunque no tenga hambre.

Recuerda que en el cuerpo habitan nuestras emociones, química que recorre todo el sistema nervioso. Si te disocias del cuerpo, también lo haces de tus emociones. Y si no sabes lo que sientes, ¿cómo vas a saber lo que necesitas o anhelas?

Ojo: existe una gran diferencia entre ser compasivo con el cuerpo y ser complaciente, que supone dejarse vencer con la excusa de que no queremos obligarlo a nada. Se trata más bien de estar en sintonía con el cuerpo para trabajar con él, no en su contra.

Supone tratarlo de forma tierna y cariñosa, como si fuera un hijo al que de vez en cuando pones límites, pero al que también cuidas y concedes todo tipo de antojos.

La principal causa de la desincorporación es una imagen corporal negativa. Cuando no te gusta lo que ves en tu cuerpo, es más fácil alejarte de él, no prestarle atención, vivir ignorando lo que no te gusta. Piensas: «Cuando haya bajado de peso, me gustará mi cuerpo y me permitiré salir con mis amigas, podré tener pareja y vivir una vida plena. Me miraré en el espejo con orgullo y satisfacción. Hasta que eso suceda, congelaré mi vida, porque no me lo merezco».

Pero ¿qué pasa si nunca alcanzas el peso que quieres? Si nunca llegas a estar conforme, ¿vivirás en guerra con tu cuerpo toda la vida?

Conflicto con el cuerpo

Cuando entras en conflicto con tu cuerpo porque no lo ves como te lo imaginas, estás resistiéndote a la vida, lo que genera muchos bloqueos en todas las áreas: relaciones, salud, dinero, hogar...

Tomemos el ejemplo de un coche para entenderlo mejor: si quieres que el vehículo te lleve al supermercado, tienes que subirte, arrancarlo y ponerle gasolina. Lo mismo sucede con el cuerpo. Si pretendes que te lleve adonde quieres, primero te tienes que meter él, arrancarlo y darle sustento. Quizá no aceptarlo por completo, pero sí respetarlo,

Te lo garantizo: no podrás mantener una relación saludable con tu cuerpo si no aprendes a «reincorporarte». Tienes que abandonar todas esas prácticas que generan desconexión o desincorporación, como:

- Tomar pastillas para adelgazar.
- Tomar suplementos para inhibir el apetito.
- Someterte a cirugías para adelgazar o quitar grasa.
- Matarte de hambre.
- Mirarte en el espejo y criticarte.
- Subirte a la báscula, ya sea una vez al día, a la semana o al mes.
- Eludir lo que te causa dolor.
- Hacer ejercicio para castigar al cuerpo en lugar de porque es bueno moverlo.
- Hacer ayunos con el único objetivo de adelgazar. Si te dijeran que los ayunos no adelgazan, ¿los harías? ¡Sé sincera!

Todas estas prácticas no solo te desincorporan o te desconectan del cuerpo, impidiéndote saber qué necesita, sino que activan tu sistema nervioso simpático e impiden al cuerpo regenerarse o repararse. Esto, a su vez, hace que se inflame y enferme.

Practicar la reincorporación

La reincorporación deben practicarla principalmente:

- Las personas que tienen una imagen corporal negativa.
- Las personas que quieren bajar de peso y no pueden.
- Las personas que sienten que no pueden ser auténticas hasta que bajen de peso.
- Las personas que siempre están o tratan de estar a dieta.

La reincorporación o reconexión nos otorga consciencia corporal, por lo que en todo momento sabemos lo que el cuerpo nos pide. Hay distintas acciones que puedes emprender para iniciar el proceso de reincorporación, reconectar con tu cuerpo y sanar una imagen corporal negativa:

Presencia durante la comida. Cuando comes rápido o sin presencia no estás conectada con tu cuerpo ni con sus señales de hambre y saciedad. Ponte un pósit delante del plato con alguna frase que te recuerde que debes tomarte tu tiempo para disfrutar de tu comida. Quizá te ayude utilizar todos los sentidos: come con las manos, huele los alimentos, míralos como si fuera la primera vez que los vieras, etc.

Yoga. Es una excelente técnica para conectarte con tu ser y tu cuerpo. Te trae consciencia y fortalece tu centro, tus músculos y tejidos a través de ejercicios de equilibrio, respiración y relajación. En algunos casos, este tipo de ejercicio puede no ser el idóneo si el ambiente donde lo practicas es más de postureo que realmente de conexión.

Danza. Mueve el cuerpo de una forma en la que sientas que disfrutas. Intenta bailar en casa, en tu cuarto, en cualquier lugar en el que puedas estar cómoda. Más que seguir unos pasos concretos, déjate llevar por la música como si fueras una niña. Disfruta del movimiento y fluye.

Respiración. Respirar hondo te centra y te ayuda a detectar zonas corporales que están contraídas, por lo que puedes instruir a tu cuerpo de manera consciente para que se relaje. Fíjate en cómo entra y sale la respiración de tus orificios y da las gracias por tener esa capacidad.

Naturaleza. La naturaleza sana. Camina y disfruta del agua, los árboles, la tierra y los animales. Pasea por un parque y siéntate durante cinco minutos sin hacer nada, sintiendo el sonido de los pájaros, los grillos y el viento. Si te cuesta conectar, mira el cielo y aprecia sus colores mientras abres y expandes el tórax.

Placer. Haz también cosas placenteras que no tengan nada que ver con la comida. El cuerpo está diseñado para recibir el placer y evitar el dolor, pero la cultura y la religión nos han enseñado que para vivir tenemos que sufrir. El placer no es algo prohibido. Y con placer me refiero a hacer aquello que te haga disfrutar: pasar tiempo con seres queridos, ir a cenar con amigas con las que te ríes mucho, relajarte una hora en un spa... Usa la imaginación.

Calidad de los pensamientos. Aumenta la calidad de tus pensamientos cuando comes. Es más importante cómo comes que lo que tienes en el plato. Estar todo el día escuchando Radio Miseria y controlando las ingestas hace que tu cuerpo se inflame y enferme.

Expresión sensual o sexual. Por educación, cultura y creencias, la expresión sensual y sexual se ha reprimido. «La sexualidad no debería ser algo que temer», afirma Mireia Darder en un libro que rompe mitos: *Nacidas para el placer*. Y es que muchas mujeres se han olvidado del placer que puede surgir de su cuerpo. En otro de sus libros, *Mujer, deseo y placer*, Darder defiende que las mujeres podemos reconectar con nuestro placer y deseo, y nos invita a mejorar el nivel de satisfacción con la vida y la sexualidad, recordándonos que desarrollar el instinto sexual no implica renunciar a la emoción ni a la ternura. ¡Encuentra formas saludables de expresar tu energía sexual!

Masajes. El contacto puede ser sanador. Un buen masaje con aceites esenciales tiene un efecto muy poderoso para reconectar con tu cuerpo. Durante el masaje, mantente presente. Siente que el cuerpo se va relajando conforme avanza el ritual. No te desconectes ni te duermas. Úsalo como una práctica para sentir el cuerpo.

Música. Escucha música que te guste y te conecte con tus emociones. Si afrontas la mañana con energía, abre tu lista de Spotify (o créate una) y elévate. Si estás en un duelo por una ruptura y te sientes decaída, escucha música que saque toda tu tristeza.

Creatividad. Practica cualquier actividad que te permita expresar tus cinco sentidos, ya sea en el trabajo, en casa con tus hijos, al aire libre, etc.

Contempla el cuerpo con curiosidad. Necesitamos mirar nuestro cuerpo para saber qué le queda bien y qué no. La práctica de observar tu cuerpo genera mucha conexión, siempre y cuando no lo critiques ni lo rechaces. Empieza por zonas que no te disparen, como los ojos y las manos. Pide ayuda si no puedes seguir con otras partes.

Maquillaje. Usa productos de belleza que consientan a tu cuerpo. Maquíllate para realzar tu belleza o simplemente como una forma de desarrollar tu creatividad y autocuidado. Haz todo lo que te ayude a cuidarte y verte mejor.

Renovación. Tira las prendas que ya no te sirvan y cómprate ropa bonita y confortable de tu nueva talla. Elige la que te haga sentir bien. Invierte en calidad, con telas que te hagan ver mejor. ¡Hay ropa para todas! Muchas veces cometemos el error de no comprarnos prendas de nuestra talla porque esperamos adelgazar para volver a usar lo que nos poníamos antes, pero esto es una forma de autoabuso que genera desconexión. Comprar ropa de tu talla requiere aceptación y reconexión. En caso de que no encuentres ropa de tu talla, escríbenos por Instagram (@miriampsiconutricion) y te enviaremos un listado de sitios con descuento para ti.

Adicciones. Reduce tu consumo de alcohol y sustancias tóxicas, como el tabaco y los medicamentos que no son necesarios. Puede que esas adicciones hayan tenido una función en tu vida, pero es hora de soltar las muletas y empezar a caminar firme. Es posible que para hacerlo necesites ayuda. Si no te ves capaz, escríbenos por Instagram y te ayudaremos.

Relajación. Concédete más tiempo de descanso y relajación. Es importante parar al menos un momento al día. Sin pausa no hay reconexión. Desde la agitación y la hiperactividad no puedes saber qué quieres, qué sientes ni quién eres, ni tampoco conectar con otros. Acabamos siendo un sucedáneo de nosotros, un caballo desbocado que no sabe dónde dirigirse. Si te cuesta parar, simplemente date unos pequeños respiros de conciencia. Inhala con la mano en el corazón y exhala fuerte; toma consciencia de tu mano en tu pecho y sigue adelante. ¡Mejor hecho que perfecto!

Actividades. Explora actividades diferentes que te reten. Todo aquello que te rete te hará estar más presente y, por ende, mejorar el tono de tu sistema nervioso.

Diversión. Busca áreas de tu vida en las que te puedas divertir más. La idea es volver a ser esa niña que quizá nunca pudiste ser, y conectar con la parte más hedonista y juguetona de la vida. Pregúntate: ¿qué actividad me ayudaría a ser más divertida, a jugar y reír más? Escoge una y anímate a realizarla.

Elimina. Elimina todo aquello que sobra en tu vida. ¡Elimina la báscula! Deshazte de las revistas y los libros que fomenten una imagen corporal negativa o que te hagan sentir presión sobre tu peso. Deja de seguir perfiles en redes que sean dañinos para tu autoimagen y suprime todo tipo de conversaciones sobre el cuerpo, la comida o el estilo de vida saludable. Y recuerda: **esas fotos en redes de cuerpos hegemónicos o rutinas impecables no muestran la salud mental de las personas que las publican.** ¡Así que no te dejes influenciar por una foto! Además, en la mayoría de los casos llevan un filtro o están hechas en posiciones muy pensadas para verse mejor.

> **El peso es dinámico**
>
> Hoy en día existen distintos modelos teóricos que explican la tendencia del cuerpo a moverse en un rango de peso fijo, de forma sostenible y a largo plazo. Dos teorías muy conocidas son el *set point* y el *settling point*.
>
> - **Set point**: Propone que el cuerpo posee un rango de peso estable y predeterminado al que naturalmente tiende en virtud de la huella genética. Según este modelo, el rango de peso en que se mueve el cuerpo se determina a nivel genético, al igual que la estatura o el color de la piel o del cabello.
>
> - **Settling point**: Defiende que son múltiples los factores que contribuyen a determinar el peso corporal. Por tanto, este cambia a lo largo de la vida en función del contexto o la situación en que nos hallemos. En este caso, la genética sería solo uno más de esos factores (algunos hablan de más de cien).

Si bien estas teorías difieren respecto a las causas que conducen al cuerpo hacia un rango de peso estable determinado, ambas coinciden en la dificultad del moldeado corporal voluntario, que conduce a una interminable lucha contra los mecanismos fisiológicos que se activan para garantizar la supervivencia.

El cuerpo ha evolucionado para adaptarse a los contextos y combatir las agresiones externas a través de modificaciones metabólicas destinadas a salvarnos la vida como, por ejemplo, protegernos de una hambruna.

Esto es independiente de las arbitrarias construcciones humanas y de los ideales estéticos que imponen tamaños corporales ajenos a la biología y psicología. De hecho, es común que en la sociedad feliciten a las personas por perder peso incluso con un argumento de salud, pese a que el descenso pueda deberse a un proceso de duelo, a un trastorno alimentario o a una condición laboral muy estresante, situaciones todas ellas que amenazan la salud física o emocional.

Es fundamental que recuerdes que el peso es dinámico y se ve afectado por circunstancias clave de la vida, como un embarazo, la menopausia, los cambios de la edad, una quiebra, un proceso de duelo o un divorcio, entre otras.

Por tanto, más que centrarnos en encontrar nuestro peso estable, conviene poner el foco en anular el inmenso valor que la sociedad otorga a los tamaños corporales. Luchar contra una sociedad que nos impone lo imposible y nos juzga por no lograr lo inalcanzable es crear un mundo donde, juntas, construimos un espacio para la diversidad en el que caben todos los cuerpos.

Influencias negativas. Aléjate durante un tiempo de las amistades que solo hablan de dietas, de imagen corporal o de adelgazar, al menos mientras aprendes a reconectar y a ser emocionalmente independiente.

Influencias positivas. Por el contrario, júntate con personas que no hablen sobre comida y que tengan una buena relación con su cuerpo y con los alimentos o que, por lo menos, los respeten. Fíjate en qué tipo de personas te rodean y qué conversaciones mantienes con ellas. Recuerda que todo lo que metas en tu cerebro determinará tu estado emocional, tus acciones y, por tanto, tu vida.

Hogar. Cambiar la decoración de tu casa también te puede ayudar a incorporarte. Tu hogar es una extensión de tu cuerpo. Si no te sientes cómoda en casa porque está sucia o desordenada, será difícil que te sientas cómoda en tu cuerpo. Reorganiza el salón, tu dormitorio o lo que necesites para sentirte a gusto en tu hogar. Pinta las paredes con colores que te alegren, agrega plantas que añadan vida, velas que traigan luz, incienso que te conecte con tus guías espirituales, etc.

Pon límites. Sé auténtica y pon límites. Si has experimentado el síndrome de la niña buena desde la infancia y has tenido que castrar tu rabia, practica ahora la rabia sana para decirte un gran SÍ a ti misma.

Siente las emociones. Este es uno de los puntos más importantes, si no el que más. ¿Cuántas veces has ignorado tus sentimientos porque te duelen? Evitar sentir suele ser un mecanismo de defensa que elegimos desde pequeñas, cuando el dolor era insoportable porque, por ejemplo, se burlaban de nuestro cuerpo, nos sentíamos solas o no recibíamos suficiente amor. En aquel momento, nuestro sistema nervioso nos defendió aislándonos y disociándonos. Para dejar de sufrir nos refugiamos en el mundo de las ideas, en la cabeza, pero ese mecanismo, que nos funcionó durante mucho tiempo para sobrevivir, hoy nos inmola, nos desincorpora y nos desconecta del cuerpo.

El hecho de no querer sentir las emociones proviene de la falta de aceptación de que la vida, a veces, duele y es incómoda. Proviene, en definitiva, del miedo a sufrir. Pero esto solo genera resistencia a la vida. Intentar evitar los momentos incómodos y desagradables solo intensificará el dolor hasta llegar a unos niveles catastróficos, y podremos caer en un trastorno alimentario, en una depresión o en un trastornos de ansiedad generalizada.

Para dejar de sufrir, primero debemos darnos permiso para sentir, descargar las emociones en vez de dejar que se queden atrapadas en el cuerpo. Luego debemos hacer un trabajo mental y reconocer las creencias limitantes que no nos dejan aceptar la realidad. Finalmente, debes sentir tus emociones y entrar en tu cuerpo. Eso te reconecta.

Incorporarse es vivir, mientras que desincorporarse es como morir lentamente. Cuando abrazamos las emociones y empezamos a aceptar la vida tal y como es, comenzamos a soltar el sufrimiento y a sentirnos felices por estar vivas, por tener la oportunidad de aprender a convertirnos en los seres que en realidad somos y siempre tuvimos que ser.

Cuando nos alegramos de vivir, de estar aquí, en este planeta, es cuando más nos incorporamos. Estamos en nuestro cuerpo porque disfrutamos de nuestra experiencia de vida. El trabajo, amiga, es encontrar la forma de volver a ser feliz aquí y ahora.

EJERCICIO

¿Se te ocurren otras formas para reconectar? Escríbelas.

Cuando tu talón de Aquiles se convierte en tu fortaleza (a modo de conclusión)

La reconexión contigo y con tu vida pasa por sentir lo que haya que sentir en cada momento, ya lo hemos visto. Es así: la única forma de trascender los malos momentos, la ansiedad y la desesperación es experimentar y sentir sin juicio lo que estás viviendo. Será desagradable, dolerá, resultará incómodo, pero debes hacerlo.

Es posible que nadie te enseñara a transitar por esos momentos difíciles, que nadie te sostuviera cuando te sentías mal, triste o rabiosa. Tal vez por eso, a día de hoy, tu forma de sobrevivir a esas emociones dolorosas es actuando de la misma manera que antes: con compulsión.

La compulsión te ayudó a desconectarte del dolor, y por eso, ante un día malo de trabajo, una discusión con la pareja o cualquier otro problema, acabas actuando de forma compulsiva. Pero eso es como tener una herida y no curarla. Dejarla sangrar, dejarla que supure. Lo único que consigues es que empeore.

Las heridas emocionales o del alma funcionan de forma parecida. Nos dañan, y si no las vemos, si las obviamos, acaban perjudicándonos. Hipotecamos la vida por miedo a parar y sentir.

La compulsión nos otorga cierta calma inmediata porque evita que estemos presentes, que sintamos y afrontemos lo que nos está pasando. Pero nos desconecta de nosotras mismas.

Aprendimos a desconectarnos porque dolía demasiado. Quizá desde pequeñas nos dolió mucho lo que estábamos viviendo y las mejores herramientas que encontramos fueron la desconexión y la compulsión.

Nos volvimos expertas en evadir nuestras emociones. Pero cuando negamos la realidad, esta nos acaba sometiendo. Te repito la frase de Carl Gustav Jung que vimos en un capítulo anterior: «Lo que aceptas, te transforma. Lo que niegas, te somete».

En su momento nos negamos la rabia y no supimos poner límites. Y cuando no pones límites, esa energía contenida se convierte en ira y en un sentimiento de pérdida de orientación. Cuando dices «sí» a los deseos de los otros, te dices «no» a ti misma, por lo que a la larga acabarás sintiendo un vacío tremendo y sufriendo una crisis de identidad.

Por eso, muchas personas con trastornos de ansiedad o alimentarios acaban perdidas, sin saber realmente quiénes son y qué desean. Llevan tantos años enfocadas en los deseos de los demás que ya no se conocen.

Cuando no expresamos la rabia de manera adecuada, a largo plazo sufrimos consecuencias negativas, tanto a nivel emocional como físico. Algunas las hemos visto en capítulos anteriores, pero no está de más recordarlas ahora que ya estamos acabando.

Acumulación de emociones. La rabia no expresada se va acumulando, lo que llevará a una explosión emocional que resultará desproporcionada en relación con la situación actual, además de causar una molestia mayor.

Problemas de salud. No expresar nunca la rabia y otras emociones intensas puede estar relacionada con problemas de salud, como trastornos cardiovasculares, problemas gastrointestinales, insomnio, estrés crónico y un sistema inmunitario debilitado.

Deterioro de las relaciones. La rabia no expresada puede generar resentimiento y distanciamiento en las relaciones. Si no impones tus límites, si no te dices «sí» a ti misma, no hay vínculo.

Problemas psicológicos. La rabia no expresada también puede contribuir al desarrollo de problemas psicológicos como la depresión, la ansiedad y la baja autoestima. Cuando reprimimos los deseos y anhelos durante años, acabamos en un estado narcotizado y a la deriva. Muchas de mis pacientes no saben qué quieren, qué les gusta, qué les da placer.

Comportamiento inapropiado. La rabia sana no expresada puede llevar a comportamientos compulsivos como atracones, adicción a sustancias o al trabajo, relaciones tóxicas, agresividad pasiva o conductas autodestructivas como las autolesiones.

Falta de resolución de conflictos. Si no expresamos la rabia de manera adecuada es más probable que los conflictos no se resuelvan de forma efectiva. El antídoto es practicar la comunicación abierta y honesta. Quizá ya sabes todo esto pero te está costando llevarlo a la práctica, así que aquí van algunos consejos para que empieces:

- Cuando pongas límites, primero valida al otro. Haz que se sienta bien, cómodo, y no entres en modo lucha. Luego da tu opinión sobre el suceso, habla en primera persona. Por ejemplo: «Miguel, entiendo que estés estresado por tanto volumen de trabajo, pero cuando llegas a casa siempre trato de escuchar tus problemas y, si me pides mi opinión, incluso intentamos solventarlos entre los dos. En cambio, cuando voy a hablar yo de lo mío, de cómo me siento, por lo general te enfadas. Eso me pone muy triste, porque no me siento valorada».

- Detecta la situación o las situaciones en las que te cuesta marcar límites. Visualiza cómo los pones.
- Practica delante del espejo cómo expresas todo lo que necesitas y anhelas.
- Escribe antes todos tus sentimientos, tu estado emocional, y luego exprésalo en un momento en que ambos estéis tranquilos. Dile lo que necesitas.

Otra de las emociones que más se suele evitar es la tristeza. A nivel social, es una emoción muy castigada, en especial en los hombres. Debemos dignificarla y ponerla en su lugar, ya que existe porque la necesitamos para sobrevivir. Párate a sentir el dolor de una pérdida, de un sentimiento de fracaso o de lo que te esté ocurriendo en ese momento. Si no lo haces, acabarás sufriendo muchísimo y arrastrarás esa emoción durante mucho tiempo.

¿Sabías que la tristeza que no expresamos puede convertirse en una bomba? Como una olla a presión que no libera el vapor, la tristeza acumulada puede tener consecuencias negativas para nuestra salud mental y física.

Puede convertirse en un caldo de cultivo para la depresión; puede llevarnos a aislarnos del mundo y a refugiarnos en una burbuja de soledad que solo empeora la situación; y puede afectar nuestro sistema inmunitario, y hacernos más vulnerables a enfermedades.

Evitaste sentir dolor, rabia, tristeza o incluso alegría, y por eso tienes comportamientos compulsivos: para desconectar de ti y de tus anhelos. Pero ya no eres una niña, así que toma las riendas de tu vida.

La supresión emocional fue tu mecanismo de defensa para no sentir dolor y sobrevivir a muchas situaciones de soledad, pero entender esto puede ayudarte a ir a por todas. ¡Tu talón de Aquiles es ahora tu mayor fortaleza!

El camino de regreso pasa por sentir:

- Puedes permitirte sentir y expresar tus emociones siempre y cuando no te hagas daño a ti ni se lo hagas a nadie.
- Puedes expresar, decir, conectar contigo, con la persona que eres, con lo que sientes y lo que quieres.
- Puedes enfrentarte a las experiencias desagradables y atravesar la incomodidad.
- Puedes sentir, porque ninguna emoción, por incómoda que sea, puede matarte. Tu forma de responder a lo que sientes es lo que marca la diferencia.
- Puedes tolerar la angustia, sentarte con ella y decirle cosas como: «Puedo sentirte, bonita. No voy a luchar contra ti. Ya te he sentido en el pasado y he sido capaz de superarlo. Esta vez pasará lo mismo».

Puedes, en definitiva, trascender tu mala relación con la comida porque ya sabes cómo funciona tu cuerpo y tu mente, porque ya eres consciente de la presión social a la que has sido sometida y has decidido liberarte de ella.

Al hacerlo, has ganado espacio para lo nuevo, porque, como leí una vez: «Abandonar la idea de tener un cuerpo más pequeño crea espacio para una vida más grande».

Al liberarnos de estas presiones, encontramos espacio para disfrutar de otras facetas de la vida que son verdaderamente significativas: compartir, disfrutar, bailar o conocer gente nueva. A menudo postergamos todo eso hasta alcanzar el ideal de cuerpo que perseguimos, pero ¿por qué esperar? ¿Por qué no disfrutar de esas vivencias ahora?

Eres adulta, puedes hacerte cargo de ti y de tu vida. Tu objetivo a partir de ahora va a ser convertirte en esa mamá cercana que es capaz de verte completa, cuando estás pletórica o triste, con miedo o con confianza. Esa mamá que te ama solo por existir, que te permite comer sin culpa, sentir placer y vivir sin necesidad de empequeñecerte, ni física ni anímicamente. Esa mamá que también te pone límites porque te quiere proteger y dar seguridad.

Tengo que serte muy sincera: **no hay camino recto ni perfecto. El camino solo se transita caminando. Nadie pasará por tus lodos, deberás cruzarlos sola. Pero te aseguro que al otro lado te espera una existencia plena.**

¡Proyecta con fuerza a la vida toda esa energía que hoy lanzas por el desagüe y ve a por todas!

Espero que te sirvan el conocimiento y las herramientas que te he ido dando a lo largo del libro para que te conviertas en una mujer imparable. Pero no imparable por ser perfecta, sino porque nadie ni nada conseguirá ya que te desconectes de ti misma, de la mujer maravillosa que eres y que estás llamada a ser. Una mujer que siente tristeza, amor, alegría y rabia, pero que sabe transitar por todas esas emociones, sacudirlas y comerse la vida.

El gran miedo de muchas mujeres que hemos tenido una relación desordenada con la comida no es fracasar (que también), sino vivir, brillar tal como nos merecemos, es decir, COMERNOS LA VIDA.

Deseo de corazón haberte ayudado a abrir los ojos y a dejar atrás la obsesión por alcanzar un cuerpo perfecto. Deseo que, al fin, te atrevas a vivir la vida que mereces.

La autora

Miriam Salinas es fundadora de la escuela Atrévete a comerte la vida. Con una consulta física y online, individual y grupal, Miriam, junto a un equipo multidisciplinar, acompaña a personas, especialmente a mujeres, a sanar su relación con la comida y con su cuerpo. Su formación es amplia y multidisciplinaria: es terapeuta especializada en la ansiedad por la comida y alimentación desordenada, experta en Psicología Positiva por el IEPP, cuenta con tres años de experiencia en teatro terapéutico, se ha formado como coach con Tony Robbins en Londres, domina la PNL, posee una sólida formación privada en nutrición y dietética, lo que la convierte en una coach nutricional integral, y, por último, fue deportista de élite durante diez años, participó en campeonatos de España y Europa y aprendió de los mejores entrenadores de alto rendimiento tanto físico como mental.

Además, Miriam posteriormente eligió seguir formándose en tres enfoques muy poderosos y complementarios para su desarrollo como terapeuta: la Escuela Gestalt, donde se proporciona un enfoque centrado en el aquí y el ahora, la conciencia corporal y la responsabilidad personal; Constelaciones Familiares, terapia sistémica que permite explorar las dinámicas ocultas en el sistema familiar que pueden estar influyendo en la vida presente de una persona, y el programa SAT de Claudio Naranjo, donde apoya a sus acompañadas desde la comprensión de la personalidad y los patrones de cada una de ellas para un cambio profundo y de por vida.

Con más de quince años de experiencia, Miriam ha guiado a innumerables personas, sobre todo a mujeres, a sanar su relación con la comida y con su cuerpo. Su labor trasciende el ámbito individual y ha llegado a millones de personas a través de su aparición en medios de comunicación de renombre, como la contra de *El Periódico* (entrevista de Carme Escales); la colaboración semanal con Arse Cañades y Marc Martínez en *Teledeporte*, de RTVE; las intervenciones con Miriam Moreno en *Saber vivir*, de La 1; las cápsulas de psiconutrición en *Mapes mentals*, con Ana Boades, en La 2; la colaboración especial con Ricard Ustrell en *Col·lapse*, de 3Cat; la entrevista íntima y muy reveladora en el *Diario de Sevilla*, y un sinfín de intervenciones en diferentes medios.

El objetivo de Miriam Salinas es animar a todas las personas a mostrar su lado más auténtico, su cara B, en una sociedad donde la apariencia y el postureo dominan. Al mostrarnos tal como somos, seremos más genuinos y, como resultado, mejorará nuestra relación con la comida y con nuestro cuerpo, y fortaleceremos nuestro empoderamiento personal para disfrutar plenamente de la vida.

Su liderazgo se extiende a la dirección y presentación del programa *El club del bienestar*, en RCE, lo que la ha consolidado como una divulgadora influyente en las redes sociales.

El compromiso de Miriam con el bienestar integral la ha llevado a convertirse en ponente para multinacionales, donde aborda la prevención de trastornos de ansiedad y depresión en un momento en que las bajas laborales por depresión no dejan de aumentar cada año.

LA AUTORA

Actualmente colabora asimismo con diversas empresas del ámbito de la salud mental y física y con equipos de alto rendimiento brindando soporte online en salud mental. Miriam Salinas, un referente en el campo de la nutrición emocional, guía a individuos y organizaciones hacia una relación más saludable y plena con la comida, con su cuerpo y con ellos mismos.

Más allá de su trayectoria profesional, Miriam es una mujer apasionada por la profundidad, la intensidad y la conexión humana. A sus 46 años, madre, hija y hermana, se dedica a guiar a individuos y organizaciones hacia una relación más saludable y plena con la comida, con su cuerpo y consigo mismos.

«Para viajar lejos no hay mejor nave que un libro».

EMILY DICKINSON

Gracias por tu lectura de este libro.

En **penguinlibros.club** encontrarás las mejores recomendaciones de lectura.

Únete a nuestra comunidad y viaja con nosotros.

penguinlibros.club

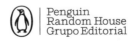

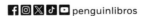 penguinlibros